全国中医药行业中等职业教育"十三五"规划教材

无机化学

（供中药、药学、药物制剂等专业用）

主 编◎吴昌富

中国中医药出版社
·北 京·

图书在版编目（CIP）数据

无机化学 / 吴昌富主编 . —北京：中国中医药出
版社，2018.7（2024.8重印）
全国中医药行业中等职业教育"十三五"规划教材

ISBN 978 – 7 – 5132 – 4885 – 3

Ⅰ . ①无… Ⅱ . ①吴… Ⅲ . ①无机化学—中等专业学
校—教材 Ⅳ . ① G634.81

中国版本图书馆 CIP 数据核字（2018）第 074790 号

中国中医药出版社出版

北京经济技术开发区科创十三街31号院二区8号楼
邮政编码 100176
传真 010-64405721
东港股份有限公司印刷
各地新华书店经销

开本 787×1092 1/16 印张 14 字数 283 千字
2018 年 7 月第 1 版 2024 年 8 月第 6 次印刷
书号 ISBN 978 – 7 – 5132 – 4885–3

定价 45.00 元
网址 www.cptcm.com

服 务 热 线 010-64405510
购 书 热 线 010-89535836
维 权 打 假 010-64405753

微信服务号 zgzyycbs
微商城网址 https://kdt.im/LIdUGr
官 方 微 博 http://e.weibo.com/cptcm
天猫旗舰店网址 https://zgzyycbs.tmall.com

如有印装质量问题请与本社出版部联系（010-64405510）
版权专有 侵权必究

　　中医药职业教育是我国现代职业教育体系的重要组成部分，肩负着培养新时代中医药行业多样化人才、传承中医药技术技能、促进中医药服务健康中国建设的重要职责。为贯彻落实《国务院关于加快发展现代职业教育的决定》（国发〔2014〕19号）、《中医药健康服务发展规划（2015—2020年）》（国办发〔2015〕32号）和《中医药发展战略规划纲要（2016—2030年）》（国发〔2016〕15号）（简称《纲要》）等文件精神，尤其是实现《纲要》中"到2030年，基本形成一支由百名国医大师、万名中医名师、百万中医师、千万职业技能人员组成的中医药人才队伍"的发展目标，提升中医药职业教育对全民健康和地方经济的贡献度，提高职业技术院校学生的实际操作能力，实现职业教育与产业需求、岗位胜任能力严密对接，突出新时代中医药职业教育的特色，国家中医药管理局教材建设工作委员会办公室（以下简称"教材办"）、中国中医药出版社在国家中医药管理局领导下，在全国中医药职业教育教学指导委员会指导下，总结"全国中医药行业中等职业教育'十二五'规划教材"建设的经验，组织完成了"全国中医药行业中等职业教育'十三五'规划教材"建设工作。

　　中国中医药出版社是全国中医药行业规划教材唯一出版基地，为国家中医中西医结合执业（助理）医师资格考试大纲和细则、实践技能指导用书、全国中医药专业技术资格考试大纲和细则唯一授权出版单位，与国家中医药管理局中医师资格认证中心建立了良好的战略伙伴关系。

　　本套教材规划过程中，教材办认真听取了全国中医药职业教育教学指导委员会相关专家的意见，结合职业教育教学一线教师的反馈意见，加强顶层设计和组织管理，是全国唯一的中医药行业中等职业教育规划教材，于2016年启动了教材建设工作。通过广泛调研、全国范围遴选主编，又先后经过主编会议、编写会议、定稿会议等环节的质量管理和控制，在千余位编者的共同努力下，历时1年多时间，完成了50种规划教材的编写工作。

　　本套教材由50余所开展中医药中等职业教育院校的专家及相关医院、医药企业等单位联合编写，中国中医药出版社出版，供中等职业教育院校中医（针灸推拿）、中药、护理、农村医学、康复技术、中医康复保健6个专业使用。

　　本套教材具有以下特点：

1.以教学指导意见为纲领，贴近新时代实际

　　注重体现新时代中医药中等职业教育的特点，以教育部新的教学指导意

见为纲领，注重针对性、适用性以及实用性，贴近学生、贴近岗位、贴近社会，符合中医药中等职业教育教学实际。

2. 突出质量意识、精品意识，满足中医药人才培养的需求

注重强化质量意识、精品意识，从教材内容结构设计、知识点、规范化、标准化、编写技巧、语言文字等方面加以改革，具备"精品教材"特质，满足中医药事业发展对于技术技能型、应用型中医药人才的需求。

3. 以学生为中心，以促进就业为导向

坚持以学生为中心，强调以就业为导向、以能力为本位、以岗位需求为标准的原则，按照技术技能型、应用型中医药人才的培养目标进行编写，教材内容涵盖资格考试全部内容及所有考试要求的知识点，满足学生获得"双证书"及相关工作岗位需求，有利于促进学生就业。

4. 注重数字化融合创新，力求呈现形式多样化

努力按照融合教材编写的思路和要求，创新教材呈现形式，版式设计突出结构模块化、新颖、活泼，图文并茂，并注重配套多种数字化素材，以期在全国中医药行业院校教育平台"医开讲－医教在线"数字化平台上获取多种数字化教学资源，符合职业院校学生认知规律及特点，以利于增强学生的学习兴趣。

本套教材的建设，得到国家中医药管理局领导的指导与大力支持，凝聚了全国中医药行业职业教育工作者的集体智慧，体现了全国中医药行业齐心协力、求真务实的工作作风，代表了全国中医药行业为"十三五"期间中医药事业发展和人才培养所做的共同努力，谨此向有关单位和个人致以衷心的感谢！希望本套教材的出版，能够对全国中医药行业职业教育教学的发展和中医药人才的培养产生积极的推动作用。需要说明的是，尽管所有组织者与编写者竭尽心智，精益求精，本套教材仍有一定的提升空间，敬请各教学单位、教学人员及广大学生多提宝贵意见和建议，以便今后修订和提高。

国家中医药管理局教材建设工作委员会办公室

全国中医药职业教育教学指导委员会

2018 年 1 月

《无机化学》是由国家中医药管理局教材建设工作委员会办公室、中国中医药出版社组织编写的"全国中医药行业中等职业教育'十三五'规划教材"之一，供中等医药卫生职业院校中药、药学、药物制剂及相关专业使用。本教材依托《中医药健康服务业发展规划（2015—2020年）》和《中医药发展战略规划纲要（2016—2020年）》，落实教育部中医药职业教育教学指导委员会《关于加快发展中医药现代职业教育的意见》和《中医药现代职业教育体系建设规划（2015—2020年）》精神编写，编写过程始终贯彻"以学生为中心，以巩固专业思想为导向，编写内容科学、规范，突出职业技术教育技能培养目标"，着力体现中等职业教育的特色，突出实用性和实践性，重点提高学生的综合素质，培养学生科学思维方式和创新能力。本着"必需、够用"的原则，以理解概念、强化应用为教学重点，为学生后续课程的学习打下良好的基础。

本教材的编写以市场需求和岗位特点设置教学内容，以学生特点和课程结构设计课程体系。本教材的主要特点是：

1. 以学生的能力为基础，以教师易教、学生易学为原则，在保留和发展《无机化学基础》教材优点的基础上，以认知规律为主线，难易组合，体现无机化学的特点，将理论知识进行整合。全书分为五大部分：基本知识（第一章至第三章）、结构理论（第四章至第六章）、化学反应平衡理论（第七章至第九章）、元素及其化合物（第十章至第十五章）、化学实验技能（实训）。

2. 注重知识应用性。各章节的内容表述力求通俗易懂，联系实际，尽量贴近生活、接近职业。教材中设计了"学习目标""课堂互动""知识链接""本章重点知识填空""复习思考"等栏目，以提高学习者的学习兴趣，加强知识的理解与应用。

3. 实验操作目标化。实训项目的编写以就业为导向，注重基本操作、基本技能的训练，与后续课程、工作岗位及职业资格证书考核相衔接。

本书由吴昌富担任主编并统稿。参加编写的有（按章节顺序排列）吴昌富（第一章、第十一章）、程桂丽（第二章、第八章）、李建明（第三章）、赵桂欣（第四章、第五章）、黎志梅（第六章）、丛春雨（第七章）、鲁苗（第九章）、樊海燕（第十章、第十二章）、端木晶（第十三章）、郝晶晶（第十四章）、王雷清（第十五章）。

由于编者水平有限，加上时间仓促，教材中若有不足之处，敬请使用本教材的同行和读者提出宝贵意见，以便再版时修订提高。

《无机化学》编委会

2018 年 1 月

目录

扫一扫，看课件

第 一 章

绪 论

一、化学研究的对象

化学是一门自然科学，它是以多姿多彩的物质世界为研究对象，在原子、分子或离子层次上，研究物质的组成、结构、性质、应用及其变化规律的基础学科。化学是一门中心科学，是药学类及相关专业不可缺少的基础知识准备课程。

二、化学与社会

化学是实践科学，来源于实践，服务于社会。随着人类社会的发展，人们对物质的需求也在增多，而物质生产促使人们不断认识物质，利用物质，开发和创造物质。自人类学会了火的使用，逐渐改变了生吃食物的生活方式，减少了许多消化道和传染疾病；慢慢学会制陶，有了原始的陶器碗盆，用来盛装水和食物；学会金属冶炼，制造劳动工具和狩猎武器。人们开荒种田、修建房屋、建立城市，形成崭新的社会化生活。化学和其他科学技术的发展，推动人类进入陶器时代、青铜器时代、铁器时代、现代工业和高科技时代。化学从经验上升到理论，从简单制作到形成先进技术体系，支撑人类社会发展。现代社会，人们利用所掌握的化学理论和技术，不仅大量生产水泥、油漆、玻璃等建筑材料，还生产钢材、铝材、铜等多种金属材料，用这些原料修建了许多摩天大厦、道路、大桥、地铁和通达全国的高铁；造汽车、造飞机、造轮船，以及所需要的汽油、柴油和润滑剂石化产品。使人类能上天下海去更多未知领域探索、研究和开发。此外，日常生活必备的食品添加剂、洗涤剂、化妆品也都是化学产品。人们合成氨、合成尿素、合成农药，解决了人类的温饱；发明了抗生素和新药物，保障了人类健康；合成了塑料、橡胶、纤维，产品应用于各领域，特别是电脑、手机等信息化产品应用，使生活更加方便。纳米材料、信息材料、新能源材料、新型发光材料、生物材料等新型功能性材料的开发，为人们生产更多更好的产品。

化学改变了人类社会生活的方方面面，从衣食住行到航天航海，从纸笔墨砚到迅猛发展的计算机和人工智能技术，从人类 DNA 到蛋白质，研究范围已经非常广泛。因此，化学在推动人类文明进程中起到了巨大的作用，以后化学不但研究物质的组成、性质、结构和反应，还要不断运用新的理论和技术，研究新型化合物的合成和应用，用来解决人们普遍关注的能源、环境、食品和药品等重大问题。

三、无机化学与医药学的关系

化学的研究范围十分广泛，根据研究的对象和研究的目的不同，一般将化学分为无机化学、有机化学、分析化学、物理化学和高分子化学等不同的分支学科。无机化学是化学的基础学科。

无机化学是研究元素、单质和无机化合物的来源、制备、结构、性质、变化和应用的一门学科，对于矿物资源的综合利用、近代技术中无机原材料及功能材料的生产和研究等都具有重大的意义。无机化学正处在蓬勃发展的新时期，研究范围不断扩大，与其他学科相互渗透，衍生了新的边缘学科，如无机合成、有机金属化学、生物无机化学、金属配位化学、元素化学和同位素化学等。

无机化学与医学密切相关。人体本身就是一座巨大的化学工厂，体内的一切生理现象和病理现象与各种代谢紧密联系。众所周知，生物体都是由元素构成，维持生命所必需的元素，主要有碳、氢、氧、氮、磷、硫、氯、钠、钾、钙和镁等种元素，还有许多微量元素。

生命必需元素在生物体内的化学形态多样，有些以难溶无机化合物形式存在于骨骼类组织中，如 $CaCO_3$、$Ca_{10}(PO_4)_6(OH)_2$ 等；有些以游离水合离子形式存在于细胞内、外液中，如 Na、Mg、K、Ca、Cl 等元素；Mo、Mn、Fe、Cu、Co、Ni、Zn 等则形成生物大分子，如血红蛋白中的 Fe、维生素 B_{12} 中的 Co 等；有些以小分子形式存在；由生物大分子，如蛋白质、核酸、糖类、脂肪，再加上无机盐和水组成人体各种组织。必需元素可维持生物的正常生命活动，是生物体内必不可少的化学元素。

无机元素及其化合物在临床治疗中的作用逐渐被人们认识和认可。如利用微量元素 Mn、Fe、Zn、Cu、F、I 等预防和治疗疾病，取得了显著成效。EDTA 的钙盐是排出人体中铅及某些放射性元素的高效解毒剂；硫酸钡俗称"钡餐"，作为胃肠透视的内服剂，用于检查诊断疾病；利用氢氧化铝、碳酸氢钠的弱碱性，用于治疗胃酸过多；氯化钾可以治疗低血钾症；"PP 粉"（即高锰酸钾）是腔道或皮肤炎症的冲洗液。

所以，无机化学与医药密不可分，化学是医学发展的利器。

四、学习本课程的方法

无机化学是中药学、药学、药物制剂等专业的重要基础课。它是在初中化学基础上，进一步学习无机化学的基本理论和基本知识，掌握化学实验的基本技能，培养实事求是的科学态度和分析问题、解决问题的能力。为后续课程的学习和将来的工作打下良好的基础。

学习无机化学课程时，要有适合自己的学习方法，树立自信心，在学习中不断激励自己，提升自己的的成就感。一旦内心有了动力，就能克服消极和畏难情绪，督促自己努力学习，最终走向成功。其次在学习时要注意力集中。上课时注意听讲，关注老师强调的知识要点，并且要记录下来，积极回答问题，参与老师的互动教学活动；课后复习、预习时，也要注意力集中。再次要合理安排时间。怎样安排学习时间很重要，如果每天有十分钟，长期坚持，就有效果。总之，要适应新的学习环境，变被动学习为主动学习。理论知识要紧密联系实际生活，细心观察，在理解的基础上加强记忆。认真做好实验，仔细观察现象，如实记录实验数据和现象。利用网络、杂志和课外书籍，拓宽知识面，提高学习兴趣。

扫一扫，看课件

第 二 章

物质的量

【学习目标】

　　1. 掌握　物质的量、摩尔质量的概念；物质的量、摩尔质量和物质的质量之间的关系。

　　2. 熟悉　气体摩尔体积的概念。

　　3. 了解　物理的量、气体摩尔体积和气体体积之间的关系；物质的量与微观粒子数之间的关系。

　　物质是由分子、原子或离子等微观粒子构成的，这些微观粒子我们肉眼看不见，且难以称量。在化学反应中，参加反应的分子、原子或离子是按一定数目关系进行，但实际生产中，参加反应的物质常用质量进行计算。为此，科学上引入了一个新的物理量——物质的量，把分子、原子或离子等微观粒子的数目与宏观可称量的物质质量联系在一起。

第一节　物质的量与摩尔质量

一、物质的量及其单位

　　"物质的量"是国际单位制（SI）的 7 个基本物理量之一。物质的量是表示物质所含微粒数目多少的物理量，常用符号 n_B 或 $n(B)$ 表示。B 代表微观粒子分子、原子、离子、质子、电子、中子及它们的特定组合（如 $\frac{1}{2}H_2SO_4$）等。例如：

　　氢原子的物质的量：n_H 或 $n(H)$

　　水分子的物质的量：n_{H_2O} 或 $n(H_2O)$

氯化钠的物质的量：n_{NaCl} 或 n（NaCl）

钙离子的物质的量：$n_{Ca^{2+}}$ 或 n（Ca^{2+}）

物质的量的基本单位是摩尔，简称"摩"，用符号"mol"表示。国际上规定，1mol 任何物质所含的微粒数目都与 $0.012kg^{12}C$ 中所含的碳原子数目相等。

实验测定，$0.012kg^{12}C$ 所含的碳原子数目为 6.02×10^{23} 个。此数值最初由意大利科学家阿伏伽德罗提出，所以称为阿伏伽德罗常数，用符号 N_A（$=6.02 \times 10^{23}$ 个/mol）表示。即 1mol 任何物质都约含有 6.02×10^{23} 个微粒。例如：

1mol C 约含有 6.02×10^{23} 个碳原子　　1mol H_2O 约含有 6.02×10^{23} 个水分子

1mol O_2 约含有 6.02×10^{23} 个氧分子　　1mol Na^+ 约含有 6.02×10^{23} 个钠离子

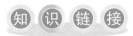

国际单位制的基本物理量

　　1971 年，第十四届国际计量大会通过决议，决定采用长度、质量、时间、电流、热力学温度、物质的量和发光强度这 7 个物理量作为基本物理量。其他物理量按照其定义由基本物理量导出。这 7 个基本物理量的单位分别为米（m）、千克（kg）、秒（s）、安培（A）、开尔文（K）、摩尔（mol）和坎德拉（cad），同时，它们又被定为国际单位制（简称 SI 制）的基本单位。

物质的量相同的任何物质，它们所包含的微粒数一定相同。例如 0.5mol 的氧分子和 0.5mol 的碳原子都含有 $0.5 \times 6.02 \times 10^{23}$ 个微粒，只是微粒的种类不同。因此，要比较几种物质中所包含的微粒数目，只需要比较它们的物质的量即可。物质的量（n_B）、微粒总数（N_B）、阿伏加德罗常数（N_A）三者的关系如下：

$$n_B = \frac{N_B}{N_A} \tag{2-1}$$

根据此公式，可以得出：3.01×10^{23} 个水分子的物质的量为 0.5mol，9.03×10^{23} 个氢氧根离子的物质的量是 1.5mol。

在实际应用中，物质的量的单位根据实际情况，可以用摩尔（mol），也可以用毫摩尔（mmol）、微摩尔（μmol）或纳摩尔（nmol）等单位。

课堂互动

判断下列说法的正误，并解释原因。

1. 1mol 苹果。

2. 阿伏伽德罗常数是 6.02×10^{23}。

3. 1摩尔氢原子和1摩尔氧原子所含的微粒数相等。

二、摩尔质量

1mol 物质所具有的质量称为摩尔质量，用符号 M_B 表示。物质的量（n_B）、物质的质量（m_B）和摩尔质量（M_B）三者关系为：

$$n_B = \frac{m_B}{M_B} \qquad (2-2)$$

摩尔质量的 SI 单位是 kg/mol，化学上常用 g/mol 表示。如果以 g/mol 为单位，任何原子、分子或离子的摩尔质量，在数值上等于该物质的化学式量。例如：

1mol O 的质量为 16g，则 $M_O = 16g/mol$

1mol H_2 的质量为 2g，则 $M_{H_2} = 2g/mol$

1mol H_2O 的质量为 18g，则 $M_{H_2O} = 18g/mol$

1mol Na^+ 的质量为 23g，则 $M_{Na^+} = 23g/mol$

由式 2-2 可知：$M_B = \frac{m_B}{n_B}$ 或 $m_B = n_B \cdot M_B$

因此，物质的量、质量和摩尔质量三者之间，知道其中任意两个，即可求出第三个量。

将 $n_B = \frac{m_B}{M_B}$ 代入 $N_B = n_B \cdot N_A$ 中，可得：

$$N_B = \frac{m_B}{M_B} \cdot N_A \qquad (2-3)$$

此式表明，已知物质的质量 m_B，即可求出物质的微粒数 N_B。所以，通过物质的量（摩尔）可以把微观粒子数与宏观上可以称量的物质的质量联系起来。物质的量为化学研究带来了极大的方便。化学方程式中，反应物和生成物分子式前的系数比，即等于它们的物质的量之比。例如：

$$Mg + 2HCl = MgCl_2 + H_2$$

1	2	1	1
1mol	2mol	1mol	1mol

课堂互动

下列关于摩尔质量的说法，正确的是（　　　）

A. 水的摩尔质量是18g

B. 18g 水的物质的量是1mol

C. 2mol 水的摩尔质量是 1mol 水的摩尔质量的 2 倍

D. 物质的摩尔质量就是它的化学式量

三、有关计算

（一）已知物质的量 n_B，求物质的质量 m_B

例1 0.2mol Na^+ 的质量是多少克？

解：∵ $M_{Na^+} = 23g/mol$ $n_{Na^+} = 0.2mol$

∴ $m_{Na^+} = M_{Na^+} \cdot n_{Na^+} = 23g/mol \times 0.2mol = 4.6g$

答：0.2mol Na^+ 的质量是 4.6g。

（二）已知物质的质量 m_B，求物质的量 n_B

例2 20g 氢氧化钠的物质的量是多少摩尔？

解：∵ $M_{NaOH} = 40g/mol$ $m_{NaOH} = 20g$

∴ $n_{NaOH} = \dfrac{m_{NaOH}}{M_{NaOH}} = \dfrac{20g}{40g/mol} = 0.5mol$

答：20g 氢氧化钠的物质的量是 0.5mol。

（三）已知物质的质量 m_B，求微粒数 N_B

例3 求 9g 水的物质的量、含有的水分子数、氢原子和氧原子的个数。

解：∵ $M_{H_2O} = 18g/mol$ $m_{H_2O} = 9g$

∴ $n_{H_2O} = \dfrac{m_{H_2O}}{M_{H_2O}} = \dfrac{9g}{18g/mol} = 0.5mol$

$N_{H_2O} = 0.5mol \times 6.02 \times 10^{23}$ 个/mol $= 3.01 \times 10^{23}$ 个

$N_H = 2 \times 0.5mol \times 6.02 \times 10^{23}$ 个/mol $= 6.02 \times 10^{23}$ 个

$N_O = 0.5mol \times 6.02 \times 10^{23}$ 个/mol $= 3.01 \times 10^{23}$ 个

答：9g 水的物质的量是 0.5mol，含有 3.01×10^{23} 个水分子、6.02×10^{23} 个氢原子和 3.01×10^{23} 个氧原子。

（四）根据化学反应方程式，求反应物或生成物的物质的量

例4 20g 氢氧化钠与足量硫酸反应，生成多少摩尔的硫酸钠？

解：设生成硫酸钠的物质的量为 x mol。

∵ $M_{NaOH} = 40g/mol$ $m_{NaOH} = 20g$

∴ $n_{NaOH} = \dfrac{m_{NaOH}}{M_{NaOH}} = \dfrac{20g}{40g/mol} = 0.5mol$

$$2NaOH + H_2SO_4 = Na_2SO_4 + 2H_2O$$

$$\quad 2 \qquad\qquad\qquad 1$$

$$0.5mol \qquad\qquad x \; mol$$

即 $2:1 = 0.5mol : x mol$

$\therefore x = 0.25mol$

答：生成 0.25mol 硫酸钠。

第二节　摩尔体积与气体摩尔体积

一、摩尔体积

摩尔体积是指 1mol 物质在一定条件下所占有的体积，用符号 V_m 表示。摩尔体积、体积、物质的量三者的关系如下：

$$V_m = \frac{V}{n} \qquad\qquad\qquad (2-4)$$

摩尔体积的 SI 单位是 m^3/mol，化学上常用 cm^3/mol 表示固态或液态物质的摩尔体积，用 L/mol 表示气态物质的摩尔体积。

对于固态或液态物质来说，由于构成它们的微粒间的距离很小，它们的摩尔体积主要由微粒本身的大小决定。而构成不同物质的微粒的大小各不相同，因此不同固态或液态物质之间的摩尔体积有较大差异。常温下，几种常见固态或液态物质的摩尔体积见表 2-1。

表 2-1　常温下几种常见固态或液态物质的体积

物质	摩尔质量 M（g/mol）	密度 ρ（g/cm³）	摩尔体积 V_m（cm³/mol）
Al	26.98	2.70	9.99
Pb	207.2	11.35	18.26
NaCl	58.44	2.16	26.99
浓 H_2SO_4	98	1.84	54.1
H_2O（液）	18.02	0.9994	18.03

二、气体摩尔体积

气态物质的体积大小与固态或液态物质不同。气态物质分子间的距离较大，通常情况下，气体分子间的平均距离比气体分子直径大 10 倍左右，所以气体体积的大小主要决定于分子间的平均距离。气体分子间的距离大小与温度和压强有关。因此，在同温同压下，物质的量相同的任何气体，它们所占有的体积几乎相同。

在标准状况下（温度为0℃，压强为101.325kPa），几种气态物质的摩尔体积见表2-2。

表2-2 标准状况下几种气态物质的摩尔体积

物质	摩尔质量 M（g/mol）	密度 ρ（g/cm³）	摩尔体积 V_m（cm³/mol）
H_2	2.016	0.08987	22.42
N_2	28.02	1.251	22.41
O_2	32.00	1.429	22.39
CO_2	44.01	1.977	22.36

从表2-2可以看出，在标准状况下，1mol任何气体所占的体积都约等于22.4L，这个体积称为气体摩尔体积，记为 $V_{m,0}$，即 $V_{m,0}=22.4$ L/mol。在标准状态下，气体的体积 V_B、物质的量 n_B 与气体摩尔体积 $V_{m,0}$ 之间的关系表示为：

$$n_B = \frac{V_B}{V_{m,0}} \tag{2-5}$$

课堂互动

下列叙述正确的是（　　）

A. 在标准状况下，N_2 的摩尔体积是22.4L

B. 在标准状况下，H_2O 的摩尔体积等于22.4L/mol

C. 25℃，101.325kPa下，1mol N_2 的体积为22.4L

D. 标准状况下，6.02×10^{23} 个 H_2 所占的体积是22.4L

因此，在同温同压下，相同体积的任何气体都具有相同的物质的量。由于1mol任何物质都约含有 6.02×10^{23} 个微粒，所以，在同温同压下，相同体积的任何气体都含有相同数目的分子，这就是阿伏伽德罗定律。

三、有关计算

（一）已知标准状况下的气体体积，求气体的质量

例5 在标准状况下，5.6L CO_2 气体的质量是多少克？

解：$\because M_{CO_2}=44$ g/mol　　$V_{CO_2}=5.6$ L　　$V_{m,0}=22.4$ L/mol

$$\therefore n_{CO_2} = \frac{V_{CO_2}}{V_{m,0}} = \frac{5.6\text{L}}{22.4\text{L/mol}} = 0.25 \text{mol}$$

$$m_{CO_2} = n_{CO_2} \cdot M_{CO_2} = 0.25 \text{mol} \times 44 \text{g/mol} = 11\text{g}$$

答：5.6L CO_2 气体的质量为11g。

（二）已知标准状况下气体的质量，求气体的体积

例 6　在标准状况下，16g O_2 的体积是多少升？

解：$\because M_{O_2} = 32\text{g/mol}$　$m_{O_2} = 16\text{g}$　$V_{m,0} = 22.4\text{L/mol}$

$$\therefore n_{O_2} = \frac{m_{O_2}}{M_{O_2}} = \frac{16\text{g}}{32\text{g/mol}} = 0.5\text{mol}$$

$$V_{O_2} = n_{O_2} \cdot V_{m,0} = 0.5\text{mol} \times 22.4\text{L/mol} = 11.2\text{L}$$

答：16g O_2 的体积是 11.2L。

（三）计算化学反应中反应物或生成物的量

例 7　实验室用稀盐酸和锌反应制备氢气，计算标准状况下制取 5.6L 氢气，需要锌和稀盐酸各多少克？

解：设需要锌的物质的量为 x mol，盐酸的物质的量为 y mol。

$\because M_{Zn} = 65.4\text{g/mol}$　　　$M_{HCl} = 36.5\text{g/mol}$

$V_{H_2} = 5.6\text{L}$　　　$V_{m,0} = 22.4\text{L/mol}$

$$\therefore n_{H_2} = \frac{V_{H_2}}{V_{m,0}} = \frac{5.6\text{L}}{22.4\text{L/mol}} = 0.25\text{mol}$$

又$\because Zn + 2HCl = ZnCl_2 + H_2 \uparrow$

　　　　1　　　2　　　　　　1

　　　　x　　　y　　　　　　0.25

$\therefore 1 : 1 = x : 0.25$　　　$x = 0.25\text{mol}$

　　$2 : 1 = y : 0.25$　　　$y = 0.5\text{mol}$

$$m_{Zn} = n_{Zn} \cdot M_{Zn} = 0.25\text{mol} \times 65.4\text{g/mol} = 16.35\text{g}$$

$$m_{HCl} = n_{HCl} \cdot M_{HCl} = 0.5\text{mol} \times 36.5\text{g/mol} = 18.25\text{g}$$

答：需要锌和氯化氢的质量分别为 16.35g 和 18.25g。

本章重点知识填空

1. "物质的量"是表示_____物理量，用符号 n_B 表示。

2. 物质的量的单位是_____，符号为____。

3. 阿伏伽德罗常数 = _____个/mol。

4. 1mol 物质所具有的质量称作_____，用符号 M 表示。

5. 摩尔质量的单位化学上常用_____表示，在数值上等于该_____。

6. 在标准状况下，1mol 任何气体所占的体积，都约等于_____L，记为 $V_{m,0}$。

7. 阿伏伽德罗定律：在相同的温度和压强下，_____。

复习思考

一、选择题

1. 符号 n_B 用来表示（　　）

   A. 物质的量　　　　　B. 物质的质量　　　　C. 摩尔质量　　　　D. 摩尔

2. 物质的量是表示（　　）

   A. 物质数量的量　　　　　　　　　　B. 物质质量的量

   C. 物质粒子数目的量　　　　　　　　D. 物质单位的量

3. 下列物质中所含分子数最多的是（　　）

   A. 66g CO_2　　　　　　　　　　B. 1mol NH_3

   C. 标准状况下 5.6L H_2　　　　　　D. 3.01×10^{23} 个 O_2

4. 0.5mol 水的质量是（　　）

   A. 18g　　　　　B. 9g　　　　　C. 27g　　　　　D. 17g

5. 下列说法正确的是（　　）

   A. NaOH 的摩尔质量是 40g　　　　　B. CO_2 的摩尔质量是 44g/mol

   C. 44g CO 的物质的量是 1mol　　　　D. 1mol H_2O 的摩尔质量是 18

6. 下列物质各 1mol，质量最大的是（　　）

   A. CO_2　　　　　B. CO　　　　　C. O_2　　　　　D. NH_3

7. 下列叙述正确的是（　　）

   A. 物质的量相等的 N_2 和 CO 所含分子数均为 N_A

   B. 22.4L Cl_2 中含有 N_A 个 Cl_2 分子

   C. 在标准状况下，22.4L H_2O 中含有 N_A 个 H_2O 分子

   D. 1mol Na_2SO_4 中含有 $2N_A$ 个 Na^+ 离子

8. 质量相等的下列不同气体，在标准状况下所占体积最大的是（　　）

   A. Cl_2　　　　　B. CO_2　　　　　C. N_2　　　　　D. H_2

9. 下列叙述正确的是（　　）

   A. 25℃、101.325kPa 下，1mol 任何气体的体积都是 22.4L

   B. 相同质量的 O_2 和 O_3 所含的氧原子数相同

   C. 在标准状况下，22.4L 的任何物质，其物质的量都是 1mol

   D. 同温同压下，两种气体分子数相同，则体积相同、质量相等

10. 同温同压下，相同体积的 CO 和 CO_2，下列叙述正确的是（　　）

    A. 分子数不相等　　　　　　　　　　B. 物质的量不相等

    C. 原子数不相等　　　　　　　　　　D. 碳原子数不相等

二、填空题

1. 3.01×10^{23} 个 NH_3 的物质的量为_____，其中 H 为_____个，N 与 H 个数之比为_____，物质的量之比为_____。

2. 1mol Na_2SO_4 中约含有_____个 Na_2SO_4 分子，质量是_____。

3. 2mol NH_3 与 2mol H_2O 的分子数为_____，3mol H_2O 的质量为_____。

4. 0.01mol 某物质的质量为 0.98g，此物质的摩尔质量为_____。

5. 31g $Na_2CO_3 \cdot H_2O$ 中含 Na_2CO_3_____mol，其中水的质量是_____g。

6. 在标准状况下，11g CO_2 所占的体积与____g 氮气相同；与_____mol 氢气相同。

三、简答题

1. 1 升氧气和 1 升二氧化碳所含的分子数相同吗？为什么？

2. 比较摩尔体积和气体摩尔体积的异同点。

四、计算题

1. 计算下列物质的质量。

（1）0.5mol 氢氧化钠　　　　　　　（2）1.5mol 二氧化碳

（3）0.2mol 硫酸根离子　　　　　　（4）1.0mol 碳酸氢钠

2. 计算下列物质的物质的量。

（1）11.7g 氯化钠　　　　　　　　　（2）54g 铝离子

（3）16g 氧气　　　　　　　　　　　（4）0.8g 钙离子

3. 40g 碳酸钙完全反应需要多少摩尔盐酸？标准状况下，能生成多少升二氧化碳？

4. 在一定条件下，用 $KClO_3$ 制取 O_2，若制得 16.8L（标准状况）O_2，至少需要 $KClO_3$ 的物质的量是多少？质量是多少克？

扫一扫，知答案

第 三 章

溶 液

【学习目标】

1. 掌握　物质的量浓度与质量浓度的计算。

2. 熟悉　溶液浓度的常用表示方法；物质的量浓度与质量浓度之间的换算；溶液的配置和稀释方法。

3. 了解　物质的量浓度与质量分数的换算；分散系的概念与分类；三类不同分散系在性质上的区别。

溶液是一种或一种以上的物质分散到另外一种物质里形成的均一、稳定的混合物，是自然界中一种常见的分散系。日常生活中人们喝的饮料、汤汁等是溶液，人体的血液、胃液、淋巴液、唾液等各种组织液也都是溶液。溶液在日常生活和临床医学上有着极其广泛的应用，如食物或者药物在体内的消化、吸收、代谢过程离不开溶液；临床上很多药物的制备、使用、分析检测工作也会用到溶液的相关知识。本章主要介绍物质的量、摩尔质量、溶液浓度的几种表示方法及其相关的计算。

第一节　溶液的浓度

一、溶液浓度的表示方法和计算

溶液的浓度指的是一定量的溶液或者溶剂中所含溶质的量。溶液在化学实验、化工生产、日常生活、临床医学上的应用非常广泛，在实际的应用中，对溶液浓度的要求也不一样。

医学上常用的浓度表示方法有以下几种。

（一）物质的量浓度

物质的量浓度溶液中溶质 B 的物质的量（n_B）除以溶液的体积（V），称为溶质 B 的物质的量浓度。用符号 c_B 或 c（B）表示，有时也可以用 ［B］ 表示。物质的量浓度的计算方程式为：

$$c_B = \frac{n_B}{V} \qquad\qquad (3-1)$$

例如，某盐酸溶液物质的量浓度，记为 c_{HCl} 或 c（HCl），也可以用 ［HCl］ 表示。

如果已知溶质的质量，因为 $n_B = \dfrac{m_B}{M_B}$，则 $c_B = \dfrac{m_B}{M_B V}$。

物质的量浓度的 SI 单位是摩尔每立方米（mol/m^3），但在化学和医药上，溶液的体积常用升（L）作为单位，所以物质的量浓度常用摩尔每升（mol/L）、毫摩尔每升（mmol/L）、微摩尔每升（μmol/L）等表示。三者的转化关系为：

$$1mol/L = 10^3 mmol/L = 10^6 μmol/L$$

有关物质的量浓度的计算主要有以下几种类型：

1. 已知溶质物质的量和溶液的体积，求溶液物质的量浓度

例 1 将 1mol 葡萄糖（$C_6H_{12}O_6$）溶解于水配制成 500mL 溶液，求该溶液的物质的量浓度。

解：$\because n_{C_6H_{12}O_6} = 1mol \qquad V = 500mL = 0.5L$

$$\therefore c_{C_6H_{12}O_6} = \frac{n_{C_6H_{12}O_6}}{V} = \frac{1mol}{0.5L} = 2mol/L$$

答：该溶液的物质的量浓度为 2mol/L。

例 2 某 NaOH 溶液 200mL 中含有 0.2mol 的 NaOH，求该溶液的物质的量浓度。

解：$\because n_{NaOH} = 0.2mol \qquad V = 200mL = 0.2L$

$$\therefore c_{NaOH} = \frac{n_{NaOH}}{V} = \frac{0.2mol}{0.2L} = 1mol/L$$

答：该溶液的物质的量浓度为 1mol/L。

2. 已知溶质的质量和溶液的体积，求物质的量浓度

例 3 将 7.1g Na_2SO_4 溶于水配制成 250mL 溶液，求该溶液的物质的量浓度。

解：$\because m_{Na_2SO_4} = 7.1g \qquad M_{Na_2SO_4} = 142g/mol \qquad V = 250mL = 0.25L$

$$\therefore c_{Na_2SO_4} = \frac{m_{Na_2SO_4}}{M_{Na_2SO_4} V} = \frac{7.1g}{142g/mol \times 0.25L} = 0.2mol/L$$

答：该溶液物质的量浓度是 0.2mol/L。

例 4 100mL 正常人血清中含 Ca^{2+} 10.0mg，求正常人血清中含 Ca^{2+} 的物质的量浓度。

解：$\because m_{Ca^{2+}} = 10.0mg = 0.010g$ $M_{Ca^{2+}} = 40.0g/mol$ $V = 100mL = 0.1L$

$$\therefore c_{Ca^{2+}} = \frac{m_{Ca^{2+}}}{M_{Ca^{2+}} V} = \frac{0.010g}{40.0g/mol \times 0.1L} = 2.50 \times 10^{-3} mol/L = 2.50mmol/L$$

答：正常人血清中 Ca^{2+} 的物质的量浓度为 2.50mmol/L。

3. 已知物质的量的浓度和体积，求溶质的质量

例 5　配制 0.02mol/L 的 KCl 溶液 2L，需称取 KCl 固体多少克？

解：$\because c_{KCl} = 0.02mol/L$ $V = 2L$ $M_{KCl} = 74.5g/mol$

且 $c_{KCl} = \dfrac{m_{KCl}}{M_{KCl} V}$

$\therefore m_{KCl} = c_{KCl} \cdot M_{KCl} \cdot V = 0.02mol/L \times 74.5g/mol \times 2L = 2.98g$

答：需称取 KCl 固体 2.98g。

例 6　配制 0.1mol/L 碳酸钠溶液 500mL，需要 Na_2CO_3 多少克？

解：$\because c_{Na_2CO_3} = 0.1mol/L$ $V = 500mL = 0.5L$ $M_{Na_2CO_3} = 106.0g/mol$

$$c_{Na_2CO_3} = \frac{m_{Na_2CO_3}}{M_{Na_2CO_3} V}$$

$\therefore m_{Na_2CO_3} = c_{Na_2CO_3} \cdot M_{Na_2CO_3} \cdot V = 0.1mol/L \times 106.0g/mol \times 0.5L = 5.3g$

答：需要 Na_2CO_3 5.3g。

4. 已知溶质的质量和溶液的浓度，求溶液的体积

例 7　用 4.2g $NaHCO_3$ 固体，能配制 0.1mol/L 的 $NaHCO_3$ 溶液多少升？

解：$\because m_{NaHCO_3} = 4.2g$ $c_{NaHCO_3} = 0.1mol/L$ $M_{NaHCO_3} = 84g/mol$

且 $c_{NaHCO_3} = \dfrac{m_{NaHCO_3}}{M_{NaHCO_3} V}$

$$\therefore V = \frac{m_{NaHCO_3}}{M_{NaHCO_3} c_{NaHCO_3}} = \frac{4.2g}{84g/mol \times 0.1mol/L} = 0.5L$$

答：4.2g $NaHCO_3$ 能配制 0.1mol/L 的 $NaHCO_3$ 溶液 0.5L。

例 8　现有 NaCl 固体 4.5g，能配制 0.154mol/L 的生理盐水多少升？

解：$\because m_{NaCl} = 4.5g$ $c_{NaCl} = 0.154mol/L$ $M_{NaCl} = 58.5g/mol$

且 $c_{NaCl} = \dfrac{m_{NaCl}}{M_{NaCl} V}$

$$\therefore V = \frac{m_{NaCl}}{M_{NaCl} c_{NaCl}} = \frac{4.5g}{58.5g/mol \times 0.154mol/L} = 0.5L$$

答：能配制 0.154mol/L 的生理盐水 0.5L。

（二）质量浓度

溶质 B 的质量（m_B）除以溶液的体积（V），称为溶质 B 的质量浓度。用符号 ρ_B 表

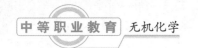
示。例如，某氢氧化钠溶液的质量浓度为 ρ_{NaOH} 或 ρ（NaOH）。质量浓度的计算方程式为：

$$\rho_B = \frac{m_B}{V} \qquad (3-2)$$

质量浓度的 SI 单位是 kg/m^3，在化学和医药上多用 g/L、mg/L、μg/L 等为单位。使用质量浓度时，一定要在下角标或括号内标明溶质的化学式，以此来区别密度符号 ρ。

课堂互动

质量浓度公式中的质量 m_B 和密度公式中的 m 是否一致？如果不一致，有什么区别？

例 9 《中国药典》规定，生理盐水的规格是每 500mL 生理盐水中含有 4.5g 的 NaCl，计算生理盐水的质量浓度是多少？若要配制 1000mL 的生理盐水，需称取 NaCl 多少克？

解：∵ $m_{NaCl} = 4.5g$ $\qquad$ $V = 500mL = 0.5L$

∴ $\rho_{NaCl} = \dfrac{m_{NaCl}}{V} = \dfrac{4.5g}{0.5L} = 9g/L$

又∵ $\rho_{NaCl} = 9g/L$ $\qquad$ $V = 1000mL = 1L$

∴ $m_{NaCl} = \rho_{NaCl} \cdot V = 9g/L \times 1L = 9g$

答：生理盐水的质量浓度是 9g/L；要配制生理盐水 1000mL 需称取 NaCl 固体 9g。

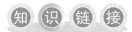

世界卫生组织对溶液浓度的提议

世界卫生组织提议：凡是已知相对分子质量的物质在溶液中的含量均应用物质的量浓度表示。例如，正常人体血液中葡萄糖含量的正常值为 $c_{C_6H_{12}O_6} = 3.9 \sim 6.1mmol/L$。对于未知相对分子质量的物质，则可用质量浓度来表示。如正常成年男性人体血液中血红蛋白（Hb）含量的正常范围为 $120 \sim 160g/L$，而成年女性的为 $110 \sim 150g/L$。

（三）体积分数

溶质 B 的体积（V_B）与溶液的体积（V）之比，称为溶质 B 的体积分数。用符号 φ_B 表示。体积分数的计算方程式为：

$$\varphi_B = \frac{V_B}{V} \qquad (3-3)$$

计算体积分数时应注意：溶质和溶液的体积单位必须是相同的。体积分数可用小数表示，也可用百分数表示。例如，消毒酒精的体积分数可记为 $\varphi_B = 0.75$ 或 $\varphi_B = 75\%$。又如临床上提到的"血细胞比容"就是指红细胞在全血中所占的体积分数，正常人的血细胞比容为 $\varphi_B = 0.37 \sim 0.50$。

例 10 取 375mL 纯酒精加水配制成 500mL 医用消毒酒精溶液，求该酒精溶液中酒精的体积分数。

解：$\because V = 500\text{mL} \qquad V_B = 375\text{mL}$

$$\therefore \varphi_B = \frac{V_B}{V} = \frac{375\text{mL}}{500\text{mL}} = 0.75$$

答：该酒精溶液中酒精的体积分数是 0.75。

课堂互动

在 311K（38℃）温度时，每 100mL 人的动脉血中就含有 19.6mL 的氧气，求该温度下，人的动脉血含氧气的体积分数。

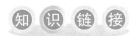

不同浓度的酒精在医学上的应用

酒精是乙醇的俗称，它在医药卫生方面用途很广，浓度不同，其用途也不一样。$\varphi_B \geqslant 0.995$ 的酒精溶液称为无水乙醇，是一种重要的有机溶剂和化工原料。$\varphi_B = 0.95$ 的酒精溶液称为药用酒精，在医药上主要用于配制碘酊、消毒酒精等，也常用于提取中草药中的有效成分。$\varphi_B = 0.75$ 的酒精溶液称为消毒酒精，它能使蛋白质发生变性，从而干扰微生物的新陈代谢，抑制细菌繁殖，起到消毒杀菌的作用。$\varphi_B = 0.25 \sim 0.50$ 的酒精溶液称为擦浴酒精，临床上用其给高热病人擦浴，达到退热、降温的目的。

（四）质量分数

溶质 B 的质量（m_B）与溶液的质量（m）之比，称为溶质 B 的质量分数。用符号 ω_B 表示。质量分数的计算方程式为：

$$\omega_B = \frac{m_B}{m} \tag{3-4}$$

计算质量分数时，应注意溶质和溶液的质量单位必须是相同的。质量分数可用小数表示，也可用百分数表示。例如，市售浓盐酸的质量分数可表示为 $\omega_B = 0.37$ 或 $\omega_B = 37\%$。

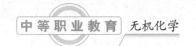

例 11 已知 500mL 市售浓盐酸（$\rho = 1.18$kg/L）中含 HCl 的质量是 218.3g，求该浓 HCl 溶液的质量分数。

解：$\because \rho = 1.18$kg/L $= 1180$g/L $\qquad V = 0.5$L $\qquad m_{HCl} = 218.3$g

$\qquad m = \rho \cdot V = 1180$g/L $\times 0.5$L $= 590$g

$\qquad \therefore \omega_{HCl} = \dfrac{m_B}{m} = \dfrac{m_{HCl}}{m} = \dfrac{218.3\text{g}}{590\text{g}} = 0.37$

答：该浓 HCl 溶液的质量分数为 0.37。

例 12 求 500mL 饱和的 NaOH 溶液（密度 $\rho = 1.56$kg/L，质量分数 $\omega_{NaOH} = 0.52$）中，含 NaOH 的质量多少克？

解：$\because \rho = 1.56$kg/L $= 1560$g/L $\qquad V = 0.5$L $\qquad \omega_{NaOH} = 0.52$

$\qquad m = \rho \cdot V = 1560$g/L $\times 0.5$L $= 780$g

$\qquad \therefore m_{NaOH} = m \cdot \omega_{NaOH} = 780$g $\times 0.52 = 405.6$g

答：500mL 饱和 NaOH 溶液中含 NaOH 的质量为 405.6g。

二、溶液浓度的换算

溶液浓度的表示方法有很多种，在实际应用时，可根据需要选择不同的浓度表示方法来表示同一溶液的组成。这就涉及浓度的换算问题，换算只是浓度表示方法变换，而溶质的量和溶液的量都未改变。下面介绍常见的两种类型：

（一）物质的量浓度与质量浓度之间的换算

根据物质的量浓度（c_B）、质量浓度（ρ_B）的计算方程式可以推导出物质的量浓度与质量浓度之间存在如下的换算公式：

$$\rho_B = c_B \cdot M_B \text{ 或 } c_B = \frac{\rho_B}{M_B} \qquad\qquad (3-5)$$

例 13 临床上纠正酸中毒使用的乳酸钠（$C_3H_5O_3Na$）注射液的物质的量浓度为 1mol/L，求它的质量浓度是多少？

解：$\because c_{C_3H_5O_3Na} = 1$mol/L $\qquad M_{C_3H_5O_3Na} = 112$g/mol

$\qquad \therefore \rho_{C_3H_5O_3Na} = c_{C_3H_5O_3Na} \cdot M_{C_3H_5O_3Na} = 1$mol/L $\times 112$g/mol $= 112$g/L

答：乳酸钠注射液的质量浓度是 112g/L。

例 14 计算 9g/L 的生理盐水的物质的量浓度是多少？

解：$\because \rho_{NaCl} = 9$g/L $\qquad M_{NaCl} = 58.5$g/mol

$\qquad \therefore c_{NaCl} = \dfrac{\rho_{NaCl}}{M_{NaCl}} = 0.154$mol/L

答：该生理盐水的质量浓度为 0.154mol/L。

（二）物质的量浓度（c_B）与质量分数（ω_B）之间的换算

由溶液的密度公式 $m = \rho \cdot V$、物质的量浓度公式 $c_B = \dfrac{n_B}{V}$ 和质量分数公式 $\omega_B = \dfrac{m_B}{m}$ 可以推导出物质的量浓度与质量分数之间的换算公式为：

$$c_B = \frac{\omega_B \cdot \rho}{M_B} \text{或} \omega_B = \frac{c_B \cdot M_B}{\rho} \tag{3-6}$$

例 15　市售浓硫酸的 $\omega_{H_2SO_4} = 0.983$，$\rho = 1.834 kg/L$，求它的物质的量的浓度是多少？

解：$\because M_{H_2SO_4} = 98 g/mol$ 　　$\omega_{H_2SO_4} = 0.983$ 　　$\rho = 1.834 kg/L = 1834 g/L$

$$\therefore c_{H_2SO_4} = \frac{\omega_{H_2SO_4} \cdot \rho}{M_{H_2SO_4}} = \frac{0.983 \times 1834 g/L}{98 g/mol} = 18.4 mol/L$$

答：浓盐酸的物质的量的浓度为 18.4mol/L。

三、溶液的配制和稀释

溶液的配制和稀释是化学和医学工作者经常要做的一项工作。

（一）溶液的配制

配制溶液的基本方法有以下两种：

1. 一定质量溶液的配制　一般用质量分数标示溶液浓度的溶液用此法配制比较方便。配制的方法为将定量的溶质和溶剂混合均匀即可。

例 16　配制 $\omega_{NaCl} = 0.1$ 的 NaCl 溶液 100g，写出计算过程和操作方法。

解：（1）计算：100g 溶液中含 NaCl 的质量为：

$$m_{NaCl} = m \cdot \omega_{NaCl} = 100g \times 0.1 = 10g$$

配制该溶液所需水的质量为：

$$m_{H_2O} = 100g - 10g = 90g$$

（2）称量：用托盘天平称取 10g 氯化钠固体。

（3）溶解、搅拌：将称好的 10g 氯化钠固体放入 100mL 烧杯中，再用量筒量取 90mL 蒸馏水倒入上述烧杯中，用玻璃棒搅拌溶解且混合均匀即可。

2. 一定体积溶液的配制　这种方法一般用于配制用物质的量浓度、质量浓度和体积分数标示浓度的溶液。这类溶液的配制方法是将一定质量或体积的溶质与适量溶剂混合，使溶质完全溶解后，再加溶剂至所需体积，混合均匀即可。

溶液配制时应根据不同要求选择不同的仪器及操作方法。如果对溶液浓度精确度要求不高，溶液的配制可用托盘天平称量溶质的质量，用量筒或量杯度量溶液的体积。若要求配制的溶液浓度非常精确（如配制标准溶液），需用分析天平精密称量固体溶质或用移液管移取液体溶质，用容量瓶配制。

下面介绍由固体溶质配制一定体积溶液的方法。

例 17 配制 0.1mol/L 的 Na_2CO_3 溶液 500mL，写出计算过程和操作方法。

解：（1）计算：

$$m_{Na_2CO_3} = c_{Na_2CO_3} \cdot V \cdot M_{Na_2CO_3}$$
$$= 0.1mol/L \times 0.5L \times 106g/mol$$
$$= 5.3g$$

（2）称量：用托盘天平称取 5.3g Na_2CO_3 固体。

（3）溶解：将称好的 5.3g Na_2CO_3 固体溶质放入 100mL 烧杯中，加适量蒸馏水，用玻璃棒搅拌溶解。

（4）转移：将上述完全溶解的固体溶质用玻璃棒引流转移到 500mL 的容量瓶（或量筒、量杯）中，再用少量蒸馏水洗涤小烧杯 2~3 次，并把洗涤液全部转移到 500mL 容量瓶（或量筒、量杯）中。

（5）定容：向量杯中加蒸馏水至接近 500mL 刻度线处时，改用胶头滴管逐滴滴入蒸馏水至刻度。

（6）混匀：将所得溶液混合均匀即可。

将所配溶液转移到试剂瓶中并贴上标签，注明溶液名称、浓度和配制日期。

课堂互动

在配制生理盐水的实验中，有同学未等氯化钠固体全部溶解就将溶液转移入容量瓶了，另一同学在转移后没有用蒸馏水洗涤小烧杯 2~3 次，请问上述同学的操作正确吗？如有错误请分析对配制的结果会有何影响？

（二）溶液的稀释

在实际工作中，我们经常需要将浓溶液配制成稀溶液，这就涉及溶液的稀释问题。在临床上也经常要稀释溶液。

溶液的稀释是指向溶液中加入溶剂使溶液体积增大而浓度减小的过程。在此过程中，只增加了溶剂的量，而溶质的量没有发生改变。所以根据稀释前后，溶质的量不变，可得到以下稀释公式：

$$c_{B_1} \cdot V_1 = c_{B_2} \cdot V_2$$
$$\rho_{B_1} \cdot V_1 = \rho_{B_2} \cdot V_2$$
$$\varphi_{B_1} \cdot V_1 = \varphi_{B_2} \cdot V_2 \qquad (3-7)$$
$$\omega_{B_1} \cdot V_1 = \omega_{B_2} \cdot V_2$$

公式中，下标"1"代表稀释前的溶液，"2"代表稀释后的溶液。

注意：使用稀释公式时，稀释前后溶液的浓度、体积或质量单位必须一致。若稀释前后浓度表示法不一致或体积、质量单位不一致，应先将单位换算一致后才能代入稀释公式进行计算。

例18 用市售的浓盐酸（浓度为 12mol/L）配制浓度为 0.1mol/L 的稀盐酸 1000mL，需浓盐酸多少毫升？如何配制？

解：（1）计算：根据稀释公式 $c_{B_1} \cdot V_1 = c_{B_2} \cdot V_2$

$$12\text{mol/L} \times V_1 = 0.1\text{mol/L} \times 1000\text{mL}$$

$$V_1 \approx 8.3\text{mL}$$

（2）移取：用 10mL 的吸量管移取浓盐酸 8.3mL，置于 1000mL 容量瓶（或量杯、量筒）中。

（3）定容：向 1000mL 容量瓶（或量杯、量筒）中加蒸馏水稀释至接近 1000mL 刻度线时，改用胶头滴管逐滴加入蒸馏水至溶液的凹液面与 1000mL 刻度线相切。

（4）混匀：将容量瓶倒转摇动数次或用玻璃棒搅拌量筒（或量杯）内溶液使其混匀即可。

将所配溶液倒入试剂瓶中并贴上标签，注明溶液名称、浓度和配制日期。

第二节　分散系

一种或几种物质被分散成细小的粒子，分散在另一种物质里所形成的体系叫做分散系。其中被分散的物质叫做分散相（分散质），容纳分散相的物质叫做分散介质（分散剂）。例如氯化钠溶液、碘酒、油水、泥浆水分散系中，氯化钠、碘、油、泥沙为分散相，分散介质分别是水、酒精、水、水。

根据分散相粒子大小的不同，可以把分散系分为以下三大类：分子或离子分散系、胶体分散系和粗分散系。

一、分子或离子分散系

分散相粒子的直径小于 1nm 且以分子或离子状态均匀分散在分散介质中所形成的分散系称为分子或离子分散系。这类分散系的特点是均匀、透明、稳定性高。由于分散相粒子是单个的分子或离子，所以能透过滤纸和半透膜。

分子或离子分散系通常又叫做真溶液，简称溶液。在溶液里，分散相又称为溶质，分散介质又称为溶剂。水是最常用的溶剂，一般不特别说明溶剂的溶液都为水溶液。例如，临床上用的生理盐水、葡萄糖注射液等都是以水为溶剂的溶液。

二、胶体分散系

分散相粒子的直径在 1～100nm 之间的分散系称为胶体分散系，简称胶体溶液。胶体分散系主要分为溶胶和高分子溶液。其中溶胶是多分子的聚集体分散在液体（例如水）中所形成的胶体溶液。例如，氢氧化铁溶胶、硫化砷溶胶等都属于溶胶；高分子溶液是单个相对分子质量大于一万的化合物分子分散在水中形成的溶液。例如，蛋白质溶液、淀粉溶液等都属于高分子溶液。胶体分散系的特点是外观透明，比较稳定，不能透过半透膜，但能透过滤纸。

三、粗分散系

分散相粒子的直径大于100nm的分散系叫做粗分散系。这类分散系的分散相粒子是大量分子的聚集体，直径比胶体粒子更大，能阻止光线通过，也容易受重力作用而沉降。所以，粗分散系的特点是均匀性、稳定性差，整个体系外观浑浊而不透明，分散相粒子不能透过滤纸和半透膜。粗分散系主要包括悬浊液和乳状液。

（一）悬浊液

不溶性的固体小颗粒分散在液体中所形成的分散系叫做悬浊液。例如，泥浆水、氢氧化铝凝胶、外用皮肤杀菌剂硫黄合剂、氧化锌涂剂等。

（二）乳浊液

液体以微小液珠的形式分散在与之不混溶的另一种液体中而形成的粗分散体系叫做乳浊液。例如医药上的松节油搽剂、乳白鱼肝油、牛奶等。为了提高稳定性，增强疗效，常在悬浊液、乳浊液中加入助悬剂（如树胶）和乳化剂（如琼脂）等。

第三节　溶液的渗透压

一、渗透现象和渗透压

（一）渗透现象

在一杯清水中加入少量浓的蔗糖溶液，过一段时间后整杯水都会有甜味，最后得到均一浓度的蔗糖溶液，这种现象叫做扩散。当两种不同浓度的溶液相互接触时，都会发生扩散现象，形成浓度均匀的溶液。

自然界也存在一种特殊的"扩散现象"，即渗透现象，渗透现象在动植物生命过程中起着很重要的作用。

有一种性质特殊的膜，它只允许较小的溶剂分子自由通过，而溶质分子却很难通过，这种膜称为半透膜。半透膜有天然存在的，也有人工制备的，如生物的细胞膜、动物的膀胱膜等属于天然存在的半透膜，火棉胶、玻璃纸、羊皮纸等属于人工半透膜。如果用半透膜将水和蔗糖溶液隔开，那会发生怎样的现象呢？

用半透膜将长颈漏斗口扎紧，倒置漏斗，把它固定在烧杯中。然后向漏斗中装入蔗糖溶液，往烧杯中装入水，并使漏斗内的蔗糖溶液液面与烧杯中的水面相平，一段时间后，就可看到漏斗内液面缓慢上升，当液面上升到一定高度后，就不再上升了，如图 3 - 1 所示。如果把烧杯的水换成浓度较稀的蔗糖溶液，也会发生以上现象。这种溶剂分子通过半透膜由纯溶剂进入溶液或由稀溶液进入浓溶液的现象，叫做渗透现象，简称渗透。

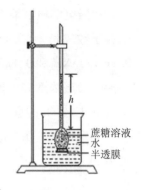

图 3 - 1　渗透现象
和渗透压

由上例可知，产生渗透现象必须具备两个条件：一是两溶液之间要有半透膜隔开；二是半透膜两侧溶质粒子的总浓度不相等。

渗透现象产生的原因是什么呢？是由于水分子可以通过半透膜向两个相反的方向扩散。在单位体积内，纯水（或稀溶液）中的水分子数目比溶液（或浓溶液）中的水分子数目多。因此在单位时间内，从纯水（或稀溶液）一侧通过半透膜进入溶液（或浓溶液）的水分子数目比从溶液（或浓溶液）一侧通过半透膜进入纯水（或稀溶液）的水分子数目多。这样，浓溶液一侧的液面就会慢慢上升。

（二）渗透压

那为什么液面上升到一定高度后就不再上升了呢？这是由于溶液的液面上升会产生向下的静水压，这种压力会阻止水分子向溶液扩散，而且随着液面的升高，静水压逐渐增大，导致水分子由纯水进入溶液的速率越来越小。当液面上升到一定高度时，水分子进出半透膜的速率就会相等，即达到了渗透平衡状态，于是液面停止上升。这种恰能阻止渗透现象继续发生而达到渗透平衡的压力，称为渗透压。

渗透压的 SI 单位是 Pa（帕斯卡），医学上常使用它的倍数单位 kPa（千帕）。

二、渗透压与溶液浓度的关系

溶液都有渗透压，溶液浓度不同，其渗透压也不同，实验证明，在一定温度下，稀溶液的渗透压大小与单位体积溶液中所含溶质的粒子（分子或离子）数目成正比，而与溶质的本性无关。

溶液中起渗透作用的粒子总浓度称为渗透浓度，同一温度下，渗透浓度越大，渗透压也越大。所以，如要比较两种溶液的渗透压大小，只要比较这两种溶液的粒子（分子或离子）的总浓度即可。

在非电解质溶液中，如蔗糖、葡萄糖溶液，由于溶质分子在溶液中不发生电离，产生渗透作用的粒子就是非电解质分子。所以，对非电解质溶液来说，在相同温度下，只要它们的物质的量浓度相等，其渗透压也一定相等。例如，0.1mol/L 葡萄糖溶液的渗透压与0.1mol/L 蔗糖溶液的渗透压相等。

在强电解质溶液中，如氯化钠、氯化钾溶液中，由于强电解质分子的电离使溶液中的粒子数成倍地增加，如 NaCl 电离成 Na$^+$ 和 Cl$^-$。因此 0.1mol/L 的 NaCl 溶液中有 0.1mol/L Na$^+$ 和 0.1mol/L Cl$^-$，两种离子的浓度之和为 0.2mol/L。由此可见，强电解质溶液的渗透浓度等于电解质电离出的阴、阳离子的物质的量浓度的总和。所以，浓度均为 0.1mol/L 的蔗糖溶液、KCl 溶液和 BaCl$_2$ 溶液，就很容易比较出它们的渗透压大小。其顺序为：0.1mol/L 的蔗糖溶液的渗透压最小，0.1mol/L 的 BaCl$_2$ 溶液的渗透压最大。

三、渗透压在医学上的意义

在相同温度下，渗透压相等的两种溶液称为等渗溶液。若两种溶液的渗透压不相等，则渗透压高的为高渗溶液，渗透压低的为低渗溶液。

在医学上，等渗、低渗或高渗溶液是以人体血浆渗透压为标准确定的，与血浆渗透压相同的溶液，临床上称为等渗溶液；比血浆渗透压高（或低）的溶液就称为高渗（或低渗）溶液。37℃时血浆渗透压为 720～800kPa，相当于血浆中能产生渗透作用的粒子总浓度为 280～320mmol/L 时所产生的渗透压。因此，医学上规定渗透浓度在 280～320mmol/L 的溶液为等渗溶液；渗透浓度小于 280mmol/L 的溶液为低渗溶液；渗透浓度大于 320mmol/L 的溶液为高渗溶液。但在临床实际应用中，渗透浓度略小于 280mmol/L 或略大于 320mmol/L 的溶液也可作为等渗溶液使用。

渗透压与医学的关系十分密切，如临床上给病人大量输液时，必须使用等渗溶液，如果使用高渗溶液或低溶渗液就可能导致红细胞皱缩或膨胀，甚至破裂（溶血）。如临床上治疗需要用到高渗溶液时，必须采用静脉注射，且用量不能太大，注射速度一定要缓慢，不然就容易造成局部高渗而引起红细胞皱缩。高渗溶液缓慢注入体内时，能被大量的体液稀释成等渗溶液。

本章重点知识填空

1. 溶液物质的量浓度公式_____，质量浓度公式_____。

2. 物质的量浓度与质量浓度换算公式是_____或_____。

3. 溶液的稀释公式：_____（以物质的量为例）。

4. 渗透现象是_____。

5. 渗透现象产生的条件是_____，_____。

6. 渗透压_____。

复习思考

一、选择题

1. 配制 $\varphi_B = 0.4$ 的甘油溶液 100mL，所需甘油的体积为（   ）

   A. 50mL   B. 40mL   C. 60mL   D. 20mL

2. 配制 0.1mol/L NaOH 溶液 250mL，需称多少克 NaOH（   ）

   A. 1.10   B. 1.12   C. 1.13   D. 1.00

3. 生理盐水的物质的量浓度为（   ）

   A. 0.154mol/L   B. 0.154g/L   C. 9g/L   D. 1.54mol/L

4. 100mL 5g/L NaOH 溶液中含 NaOH 的质量为（   ）

   A. 5g   B. 0.5g   C. 0.05g   D. 50g

5. 溶液稀释前后，下列哪个物理量是不变的（   ）

   A. 溶质的量   B. 溶液稀释前的浓度

   C. 溶液的体积   D. 溶剂的体积

6. 泥浆水属于（   ）

   A. 真溶液   B. 溶胶   C. 悬浊液   D. 乳浊液

7. 要使被半透膜隔开的两种溶液处于渗透平衡状态，则必须（   ）

   A. 两溶液体积相同   B. 两溶液物质的量浓度相同

   C. 两溶液渗透浓度相同   D. 两溶液的质量浓度相同

8. 0.154mol/L 的 NaCl 溶液的渗透浓度（以 mmol/L 表示）为（   ）

   A. 0.154   B. 154   C. 0.308   D. 308

二、填空题

1. 物质 B 的物质的量浓度的符号为_____，计算表达式为_____，化学上常用的单位为_____，把 4g NaOH 溶于水配成 500mL 溶液，该溶液的物质的量浓度是_____。

2. 物质 B 的质量浓度的符号为_____，计算表达式为_____，化学上常用的单位为_____，生理盐水的质量浓度为_____。

3. 物质 B 的体积分数符号为_____，计算表达式为_____，体积分数为 0.75 的消毒酒精 100mL 中含纯酒精_____毫升。

4. 溶液稀释前后，_____的量不变。

5. 根据分散相粒子的大小，分散系可分为_____分散系、_____分散系和_____分散系三类。

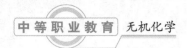

6. 产生渗透现象的条件是_____和_____。

7. 在一定条件下，稀溶液渗透压的大小与溶液中的_____成正比，与_____无关。

8. 医学上的等渗溶液是以_____为标准确定的。

三、计算题

1. 配制 50g/L 的葡萄糖溶液 200mL，需要 100g/L 的葡萄糖溶液多少毫升？

2. 要配制 500mL 0.2mol/L 的 NaOH 溶液，需要称取 NaOH 固体多少克？如何配制？

扫一扫，知答案

扫一扫，看课件

第 四 章

原子结构和元素周期律

【学习目标】

1. 掌握　元素周期律和元素周期表。
2. 熟悉　电子云的开关及表示符号；核外电子的排布规律。
3. 了解　原子的组成、同位素的含义。

世界是物质的，不同的物质具有不同的性质，是由于物质内部结构不同而引起的。自然界大多数物质由分子组成，分子由原子组成，原子是构成物质的基本微粒，我们首先学习有关原子结构的知识。

第一节　原子的组成与同位素

一、原子的组成

20 世纪初期，人们通过科学实验认识了原子的内部结构：原子是由带正电的原子核和绕核高速运动的电子构成的；原子核由质子和中子组成，一个质子带一个单位正电荷，中子不带电，原子核所带电荷数等于质子数；一个电子带一个单位负电荷；在原子里，原子核带的正电荷数和核外电子带的负电荷数相等，原子整体呈电中性。因此：

$$核电荷数（Z）＝核内质子数＝核外电子数$$

每个质子的质量为 $1.6736 \times 10^{-27} \mathrm{kg}$，中子的质量为 $1.6748 \times 10^{-27} \mathrm{kg}$，电子质量仅为质子质量的 1/1836，所以原子的质量主要集中在原子核上。由于质子、中子的质量很小，计算很不方便，通常用它们的相对质量。

实验测得，作为原子量标准的 ^{12}C 的质量为 1.9927×10^{-26} kg，它的 $1/12$ 为 1.6606×10^{-27} kg。质子和中子与它的相对质量之比分别为 1.007 和 1.008，取近似整数值为 1。如果忽略电子的质量，将原子核内所有质子和中子的相对质量取近似整数值相加而得到的数值，称原子的质量数，用符号 A 表示。即

$$质量数（A） = 质子数（Z） + 中子数（N）$$

$^{A}_{Z}X$ 表示质量数为 A、质子数为 Z 的一种原子。

$$原子\,^{A}_{Z}X \begin{cases} 原子核 \begin{cases} 中子（A-Z）个 \\ 核外电子\,Z\,个 \end{cases} \\ 核外电子\,Z\,个 \end{cases}$$

二、同位素

元素是原子核内具有相同质子数（核电荷数）的同一类原子的总称。同一元素可以有质子数相同而中子数不同的多种原子存在。例如氢元素有 $^{1}_{1}H$、$^{2}_{1}H$、$^{3}_{1}H$ 三种原子存在，我们把质子数相同而中子数不同的同一种元素的不同原子互称为同位素。在周期表中几乎所有元素都有同位素，例如氧元素有 $^{16}_{8}O$ 和 $^{18}_{8}O$ 两种同位素，氯元素有 $^{35}_{17}Cl$、$^{37}_{17}Cl$ 两种同位素。

同位素按性质分为稳定性同位素和放射性同位素两类，它们的化学性质相同，但放射性同位素能放射出特殊的射线。已经发现的一百多种元素中，稳定同位素约有三百多种，而放射性同位素达到一千五百多种。同位素技术已广泛应用在农业、工业、医学、地质及考古等领域。由于少量放射性物质很容易被检测出，所以，放射性同位素的应用更加广泛。

同一种元素的各种同位素虽然质量数不同，但核电荷数相同，因此它们的化学性质基本相同。自然界存在的各种元素，不论以游离态还是化合态存在，各种同位素所占的原子百分比一般不变，此百分比称为同位素的"丰度"。通常所用元素的相对原子量，是按各种天然同位素原子的质量和丰度求算的平均值。例如，氯元素的两种天然同位素 $^{35}_{17}Cl$ 与 $^{37}_{17}$ Cl，其相对质量分别为 34.969 和 36.966，它们的丰度为 75.77% 和 24.23%，那么，氯元素的相对原子量为：

$$A = 34.969 \times 75.77\% + 36.966 \times 24.23\% = 35.453$$

因此，元素的相对原子量是根据元素的同位素按一定比例计算所得，它常常不是整数。

课堂互动

1. 根据下列原子的表示，确定其质子数、中子数、核外电子数。

$$^{16}_{8}O \qquad ^{40}_{20}Ca \qquad ^{23}_{11}Na \qquad ^{19}_{9}F \qquad ^{1}_{1}H$$

2. 下列哪些元素属于同位素。

$$^{16}_{8}O \qquad ^{12}_{6}C \qquad ^{13}_{6}C \qquad ^{14}_{6}C \qquad ^{14}_{7}N \qquad ^{15}_{7}N \qquad ^{18}_{8}O$$

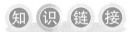

^{14}C 呼气检测仪

^{14}C 呼气检测仪是检测幽门螺杆菌（HP）的仪器。呼气采样检测灵敏度高，检出率和符合率也很高，患者无痛苦，是最受患者欢迎的一种检测方法。

原理：哺乳动物（包括人）细胞中不存在尿素酶，胃内存在尿素酶是 HP 存在的证据。为了检测 HP，予受检者口服^{14}C – 尿素，如果胃内存在 HP，其产生的尿素酶迅速催化^{14}C – 尿素水解生成 NH_4^+ 和 HCO_3^-，后者吸收入血液经肺以$^{14}CO_2$形式呼出，收集呼气标本并测量$^{14}CO_2$，便可判断 HP 感染的存在。成为国际上公认的 HP 诊断金标准之一。

第二节 电子云与原子核外电子的运动状态

原子由原子核和核外电子组成。在化学反应中，原子核不发生变化，核外电子的运动状态对研究化学反应及分子结构有关键作用。质量极小，运动速率极高的电子是怎样运动的？其运动与宏观物质的运动有何不同？因此，认识物质的微观世界和化学反应的本质，必须了解原子核外电子的运动状态和变化规律。

一、电子云

电子围绕原子核以接近光速的速度运动，其运动与宏观物体的运动不同，具有自己的特殊规律。

我们可以在任何时间内同时准确测定宏观物体的位置和运动速度，却测不准电子的这些数据。因为电子的质量非常小，只有 9.109×10^{-31} kg，但在核外运动的速度非常快，运动的范围也非常小，它没有固定的轨道，只是在原子核周围空间的各区域运动着，且在不同区域出现的几率有很大不同。目前只能统计出核外某一区域内电子出现几率。我们用小黑点的疏密度来表示电子出现的几率，则氢原子中电子在核外运动的状态可描述为图 4 – 1。

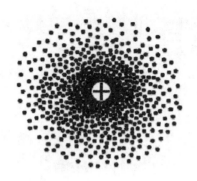

图 4 - 1　氢原子电子云图

图中小黑点密集的地方表示电子在此区域出现的几率大，小黑点稀疏的地方表示电子在此区域出现的几率小。电子在核外空间一定范围内经常出现，就犹如一团带负电的云雾笼罩在原子核周围，人们形象地称之为"电子云"。

二、原子核外电子的运动状态

多电子原子中，不同的电子具有不同的运动状态，其电子云的形状也不相同。实验证明，原子内的电子并不是杂乱无章地运动，它的运动状态一般从电子层、电子亚层、电子云的伸展方向以及电子的自旋四个方面来描述。

（一）电子层

在含有多个电子的原子里，由于电子间的相互影响，电子的能量有所不同。能量低的电子在离核较近的区域运动，能量较高的电子在离核较远的区域运动。根据电子能量的差异和运动区域离核远近的不同，可以认为电子在不同的层上运动，这样的分层称为电子层。

电子层用符号 n 表示。按离核由近到远的顺序，依次为第一电子层（$n=1$）、第二电子层（$n=2$）……，也可以用 K、L、M、N……等字母表示，对应关系见表 4 - 1。

表 4 - 1　电子层的表示

电子层（n）	1	2	3	4	5	…
电子层符号	K	L	M	N	O	…

n 表示电子在原子核外空间运动离核的远近程度，n 值越大，电子层离核越远，该电子层上运动的电子具有的能量越高。因此，电子层 n 是决定电子能量的主要因素。

（二）电子亚层

科学研究发现，同一电子层的电子运动状态也有一定的差异，电子云的形状和能量不尽相同。能量愈高则电子云的形状愈复杂。同一电子层又根据电子云形状的不同分为一个或若干个亚层，分别用 s、p、d、f 等符号表示，通常将电子层的序号标在亚层符号前面。电子层与亚层的关系见表 4-2。

表 4-2 电子层与电子亚层的关系

电子层（n）	1	2	3	4	…	n
电子亚层表示	1s	2s、2p	3s、3p、3d	4s、4p、4d、4f	…	ns、np、nd、…
亚层数	1	2	3	4	…	n

由上表可以看出，每一个电子层上的亚层数等于该电子层的序数，同一电子层上不同亚层的电子云形状也不相同。实验测出，s 亚层电子云的形状是以原子核为中心的球体，p 亚层电子云的形状呈无柄哑铃形，d 亚层电子云的形状呈花瓣形，见图 4-2。f 亚层电子云的形状比较复杂，在此不作介绍。

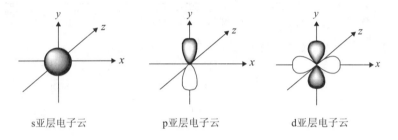

s亚层电子云　　　　p亚层电子云　　　　d亚层电子云

图 4-2 各种亚层的电子云形状

同一电子层中，不同亚层的电子，其能量关系为：$E_{ns} < E_{np} < E_{nd} < E_{nf}$……

课堂互动

1. 按能量由高到低的顺序排列下列亚层。

3s、2p、1s、3d

2. 用符号正确表示下面的能量亚层。

（1）第二层的 s 亚层　　　　　　　　（2）第三层的 p 亚层

（3）第五层的 d 亚层　　　　　　　　（4）第七层的 f 亚层

（三）电子云的伸展方向

电子云不仅有确定的形状，而且在空间上具有一定的伸展方向。s 电子云是球形对称，在空间各个方向上伸展的程度都相同，即只有 1 个伸展方向。p 电子云在空间沿 x、y、z 轴三个方向伸展，见图 4-3。d 电子云有 5 个伸展方向，f 电子云则有 7 个伸展方向。

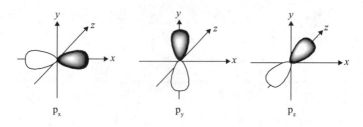

图4-3　p电子云的三种伸展方向

　　一定的电子层上，具有一定形状和一定伸展方向的电子云所占据的空间区域称为1个原子轨道，这样，s、p、d、f四个亚层分别有1、3、5、7个原子轨道。所以，各电子层可能有的最多原子轨道数如表4-3：

表4-3　电子层与原子轨道数

电子层	电子亚层	原子轨道数
$n=1$	1s	$1=1^2$
$n=2$	2s，2p	$1+3=4=2^2$
$n=3$	3s，3p，3d	$1+3+5=3^2$
$n=4$	4s，4p，4d，4f	$1+3+5+7=4^2$

　　每一电子层所具有的轨道数应为n^2个。原子轨道常用"□"或"○"表示。

（四）电子的自旋

　　电子在核外空间绕着原子核高速运动的同时，还在作自旋运动。电子的自旋状态有顺时针和逆时针两种方向，通常用"↑"和"↓"表示电子的两种不同自旋状态。自旋方向相同的两个电子相互排斥，不能在同一轨道内运动；而自旋相反的两个电子则相互吸引，可以在同一轨道内运动。

　　综上所述，电子在核外空间的运动状态必须由电子层、电子亚层、电子云的伸展方向以及电子的自旋共同决定。

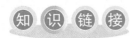

原子结构理论发展史

　　道尔顿原子模型：英国科学家道尔顿是世界上第一个提出原子理论模型的人。他认为原子是一个个坚硬的实心小球，是组成物质的最小单位。虽然这是一个失败的的理论模型，但他第一次将原子从哲学带入化学研究中。因此，道尔顿被后人誉为"近代化学之父"。

葡萄干布丁模型：汤姆逊提出了葡萄干布丁模型。他在研究阴极射线时，发现了原子中电子的存在，第一个提出包含亚原子结构的原子模型，打破了古希腊人流传的原子不可分割的理念。

土星模型：汤姆逊提出葡萄干布丁模型的同年，日本科学家提出了土星模型，认为电子并不是均匀分布，而是集中分布在原子核外围的一个固定轨道上。

行星模型：卢瑟福指出"原子核就像我们的太阳，而电子则是围绕太阳运行的行星"。但氢原子线状光谱表明行星模型是不正确的。

玻尔的原子模型：为了解释氢原子线状光谱，玻尔在行星模型的基础上提出了核外电子分层排布的原子结构模型，但对于更加复杂的光谱现象却无能为力。

现代量子力学模型：物理学家德布罗意、薛定谔和海森堡等人，经过 13 年的艰苦论证，在玻尔原子模型的基础上，很好地解释了许多复杂的光谱现象，提出了决定核外电子运动状态的四个量子数（即四个方面），其核心是波动力学。

第三节　原子核外电子的排布规律

不同能量的电子在不同的电子层上运动着，核外电子的分层运动，又称为电子的分层排布。通过科学研究，总结出多电子原子核外电子排布的三条规律。

一、保利不相容原理

1925 年，奥地利物理学家保利（W. pauli）指出，同一个原子中不可能有运动状态完全相同的电子同时存在。或者说，在同一个原子中，运动状态完全相同的 2 个电子是不相容的，这个原理称为保利不相容原理。根据这一原理，每一个原子轨道中最多只能容纳 2 个电子，并且电子的自旋方向相反。所以，每一电子层所能容纳的最多电子数是 $2n^2$ 个。表 4-4 列出 1~4 电子层所能容纳的最多电子数。

表 4-4　1~4 电子层所能容纳的最多电子数

电子层（n）	1	2		3			4			
电子亚层	1s	2s	2p	3s	3p	3d	4s	4p	4d	4f
亚层中的轨道数	1	1	3	1	3	5	1	3	5	7
每个电子层中轨道总数	1	4		9			16			
每个电子层中容纳的最多电子数	2	8		18			32			

二、能量最低原理

物体尽可能处于能量最低的状态，物体所处的能量越低，体系的稳定性越好，这是自然界的普遍规律。例如，水总是从高处向低处流动。核外电子的排布也遵循这一规律。原子核外电子总是尽量排布在能量最低的轨道上，然后才依次进入能量较高的轨道，这个规律称作能量最低原理。

原子中电子所处轨道能量的高低，主要由电子层 n 决定。n 值越大，能量越高。不同电子层上具有相同电子云形状的电子，其能量关系为 $E_{1s} < E_{2s} < E_{3s} < E_{4s}$。

我们知道，多电子原子中，同一电子层上不同亚层的电子，能量按照 s、p、d、f 的顺序递增，即 $E_{ns} < E_{np} < E_{nd} < E_{nf}$……。例如，$E_{4s} < E_{4p} < E_{4d} < E_{4f}$。

将原子中不同电子层中亚层的电子按能量高低排序，像台阶一样称为能级，如 1s 能级、2s 能级、2p 能级等。影响能级高低的主要因素是电子层数，层数越大，能级越高。但在多电子的原子里，由于电子之间的相互排斥作用以及电子与原子核的吸引作用，往往减弱了原子核对外层电子的吸引力，使多电子原子所处的能级产生了交错现象，例如 $E_{3d} < E_{4s}$、$E_{5s} < E_{4d}$、$E_{6s} < E_{4f} < E_{5d}$ 等。

1939 年，美国化学家鲍林（Pauling L）从大量光谱实验数据出发，通过理论计算得出多电子原子中轨道能量的高低顺序，即所谓的能级图，如图 4-4 所示。

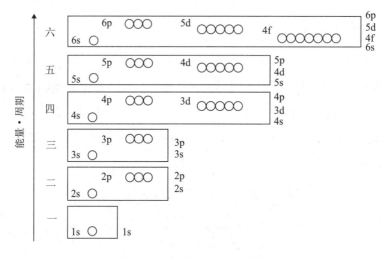

图 4-4　多电子原子的近似能级图

根据多电子原子的近似能级图及能量最低原理，可以确定电子填入各轨道的顺序是：1s→2s→2p→3s→3p→4s→3d→4p→5s→4d→5p→6s→4f→5d→6p→7s→5f→6d→7p……。见图 4-5。

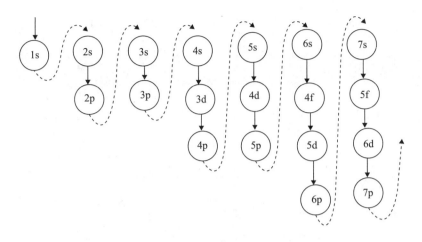

图 4-5　电子填入原子轨道顺序

课堂互动

1. 3d 亚层能量高于 4s，5s 亚层能量高于 4d 是什么现象？

2. 第二层有几个亚层？最多可以容纳多少个电子？

3. 一条原子轨道最多容纳几个电子？为什么？

三、洪特规则

保利不相容原理和能量最低原理解决了电子排布的顺序和每一电子层所能容纳的最多电子数。如果在等能级原子轨道中（也称等价轨道，即 3 个 p 轨道、5 个 d 轨道、7 个 f 轨道），电子数目较少，不能充满所有的原子轨道，那么，这些电子以怎样的方式填入轨道呢？洪特从大量实验总结出：电子分布在能量相等的等价轨道时，将尽可能单独分占能量相同的等价轨道，而且电子的自旋方向相同，这条规则称为洪特规则。

根据洪特规则，碳原子电子排布为：

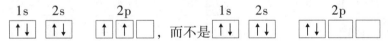

实验证明，处于等价轨道上的电子按洪特规则进行排布可使能量最低，因此可以认为洪特规则是能量最低原理的一个补充。

根据上述 3 个原理和多电子原子的近似能级图，将核电荷数 1~36 的元素原子的核外电子的排布列入表 4-5 中。

表 4-5　核电荷数 1~36 的元素原子的核外电子的排布

原子序数	元素符号	元素名称	电子层结构			
			K	L	M	N
			1s	2s 2p	3s 3p 3d	4s 4p 4d 4f
1	H	氢	1			
2	He	氦	2			
3	Li	锂	2	1		
4	Be	铍	2	2		
5	B	硼	2	2　1		
6	C	碳	2	2　2		
7	N	氮	2	2　3		
8	O	氧	2	2　4		
9	F	氟	2	2　5		
10	Ne	氖	2	2　6		
11	Na	钠	2	2　6	1	
12	Mg	镁	2	2　6	2	
13	Al	铝	2	2　6	2　1	
14	Si	硅	2	2　6	2　2	
15	P	磷	2	2　6	2　3	
16	S	硫	2	2　6	2　4	
17	Cl	氯	2	2　6	2　5	
18	Ar	氩	2	2　6	2　6	
19	K	钾	2	2　6	2　6	1
20	Ca	钙	2	2　6	2　6	2
21	Sc	钪	2	2　6	2　6　1	2
22	Ti	钛	2	2　6	2　6　2	2
23	V	钒	2	2　6	2　6　3	2
24	Cr	铬	2	2　6	2　6　5	1
25	Mn	锰	2	2　6	2　6　5	2
26	Fe	铁	2	2　6	2　6　6	2
27	Co	钴	2	2　6	2　6　7	2
28	Ni	镍	2	2　6	2　6　8	2
29	Cu	铜	2	2　6	2　6　10	1

原子序数	元素符号	元素名称	电子层结构			
			K	L	M	N
			1s	2s 2p	3s 3p 3d	4s 4p 4d 4f
30	Zn	锌	2	2 6	2 6 10	2
31	Ga	镓	2	2 6	2 6 10	2 1
32	Ge	锗	2	2 6	2 6 10	2 2
33	As	砷	2	2 6	2 6 10	2 3
34	Se	硒	2	2 6	2 6 10	2 4
35	Br	溴	2	2 6	2 6 10	2 5
36	Kr	氪	2	2 6	2 6 10	2 6

从表 4−5 中可以看出，24 号元素 Cr（铬）、29 号元素 Cu（铜），它们的原子核外电子并没有完全按照上述规律排布。Cr 原子和 Cu 原子的核外电子排布理论上是：

$_{24}$Cr：$1s^2 2s^2 2p^6 3s^2 3p^6 3d^4 4s^2$

$_{29}$Cu：$1s^2 2s^2 2p^6 3s^2 3p^6 3d^9 4s^2$

但实验结果表明，Cr 原子和 Cu 原子的核外电子排布式是：

$_{24}$Cr：$1s^2 2s^2 2p^6 3s^2 3p^6 3d^5 4s^1$

$_{29}$Cu：$1s^2 2s^2 2p^6 3s^2 3p^6 3d^{10} 4s^1$

根据大量实验结果，洪特又归纳出一条规律：当等价轨道中的电子处于全充满、半充满或全空时，能量较低，体系具有较高的稳定性，也称作洪特规则特例。即：

全充满：p^6、d^{10}、f^{14}

半充满：p^3、d^5、f^7

全　空：p^0、d^0、f^0

上述 Cr 原子和 Cu 原子核外电子的排布，属于 d 轨道半充满、全充满的稳定状态。为了方便起见，通常把内层已达到稀有气体元素电子层结构的部分，用相应的稀有气体元素符号加方括号表示，称为原子实。因此，Cr、Cu 的电子排布式可以简写成：

$_{24}$Cr：$［Ar］3d^5 4s^1$ 　　　　　$_{29}$Cu：$［Ar］3d^{10} 4s^1$

$3d^5 4s^1$ 和 $3d^{10} 4s^1$ 称为价电子，表示原子的价层电子构型（或外围电子构型）所容纳的电子，它是原子在化学反应中参与形成化学键的主要电子。

上述排布规则是通过大量实验事实得出的结论，但不能解释电子排布的所有问题。当理论与实验结果发生冲突时，应尊重实验事实，进一步探索、总结出新的理论，给出核外电子排布的合理解释，使核外电子排布的原理不断完善。

课堂互动

1. 写出的 F 和 Fe 的核外电子排布式。

2. 某元素原子的核外电子排布式 $1s^2 2s^2 2p^6 3s^2 3p^6 3d^1$ 正确吗？违背了什么原理？

第四节　元素周期律和元素周期表

一、元素周期律

人们将元素按核电荷数由小到大的顺序编号，这种序号称为元素的原子序数。将原子序数 3~18 号元素的最外层电子排布、主要化合价、高价氧化物水化物的酸碱性，列入表 4-6、表 4-7 中进行讨论。

表 4-6　3~10 号元素原子的主要性质

原子序数	3	4	5	6	7	8	9	10
元素符号	Li	Be	B	C	N	O	F	Ne
最外层电子排布	$2s^1$	$2s^2$	$2s^2 2p^1$	$2s^2 2p^2$	$2s^2 2p^3$	$2s^2 2p^4$	$2s^2 2p^5$	$2s^2 2p^6$
最高正化合价	+1	+2	+3	+4	+5			
负化合价				-4	-3	-2	-1	
最高氧化物水化物的酸碱性	LiOH 碱性	Be(OH)$_2$ 碱性	B(OH)$_3$ 两性	H$_2$CO$_3$ 酸性	HNO$_3$ 酸性			

表 4-7　11~18 号元素原子的主要性质

原子序数	11	12	13	14	15	16	17	18
元素符号	Na	Mg	Al	Si	P	S	Cl	Ar
最外层电子排布	$3s^1$	$3s^2$	$3s^2 3p^1$	$3s^2 3p^2$	$3s^2 3p^3$	$3s^2 3p^4$	$3s^2 3p^5$	$3s^2 3p^6$
最高正化合价	+1	+2	+3	+4	+5	+6	+7	
负化合价				-4	-3	-2	-1	
最高氧化物水化物的酸碱性	NaOH 碱性	Mg(OH)$_2$ 碱性	Al(OH)$_3$ 两性	H$_4$SiO$_4$ 酸性	H$_3$PO$_4$ 酸性	H$_2$SO$_4$ 酸性	HClO$_4$ 酸性	

(一) 原子最外层电子排布的周期性

从锂（$_3$Li）到氖（$_{10}$Ne），有 2 个电子层，最外层电子排布由 $2s^1$~$2s^2 2p^6$，最外层电子数从 1 个递增到 8 个，氖达到了稳定的结构。

从钠（$_{11}$Na）到氩（$_{18}$Ar），有 3 个电子层，最外层电子排布由 $3s^1$~$3s^2 3p^6$，最外层电子数从 1 个递增到 8 个，氩达到稳定结构。如果对 18 号以后的元素继续研究，同样会重复出现原子最外层电子数从 1 个递增到 8 个的变化规律。可见，随着原子序数的递增，元素原子的最外层电子数呈周期性的变化。

（二）元素原子半径的周期性

原子半径变化规律见图 4-6。稀有气体氖、氩原子半径与相邻非金属元素测定依据不同，不具有可比性，不做讨论。观察 3~9 号、11~17 号原子半径的变化，从锂到氟、钠到氯随着原子序数的递增，原子半径呈现递减。对于 18 号以后的元素进行讨论，按原子序数递增，原子半径同样呈现周期性的变化。

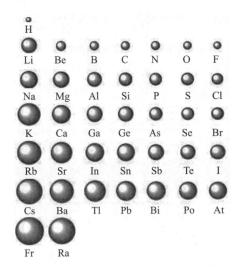

图 4-6 元素的原子半径变化规律

（三）元素化合价的周期性

稀有气体的氖、氩除外，3~9 号、11~17 号元素的最高正化合价都是从 +1 价递增到 +7 价（O、F 除外），从碳、硅元素开始出现负化合价，而最高正化合价与负化合价的绝对值之和等于 8。稀有气体的化合价为 0。即元素的化合价随着原子序数的递增而呈现周期性变化。

（四）元素金属性和非金属性的周期性

元素金属性是指元素失去电子变成阳离子的能力；元素非金属性是指元素得到电子变成阴离子的能力。从上面的讨论可知，3~9 号和 11~17 号元素，它们最外层电子数从 1 个递增到 7 个，原子半径逐渐减小，原子核对外层电子的吸引力逐渐增强，原子在化学反应中失去电子的能力逐渐减弱，而得到电子的能力逐渐增强。因此，元素的金属性逐渐减弱，非金属性逐渐增强。随着原子序数的递增，将重复着从活泼的金属逐渐过渡到活泼的非金属，最后到稀有气体稳定结构的过程。

（五）最高价氧化物对应水化物酸碱性的周期性

3~9 号和 11~17 号元素，元素的金属性逐渐减弱，非金属性逐渐增强。因此，最高价氧化物对应的水化物，碱性逐渐减弱，酸性逐渐增强，同样呈现出周期性变化。

（六）元素电负性的周期性

元素的电负性是指分子中元素原子吸引成键电子的能力。1932年鲍林首先提出了电负性的概念，指定最活泼的非金属元素氟的电负性为4.0，然后通过计算，得出其他元素原子的电负性的相对值，见表4-8。一般金属的电负性小于2.0，非金属的电负性大于2.0。元素的电负性越大，表示该元素原子吸引成键电子的能力越强，元素的非金属性越强，金属性越弱；反之，则表示元素的金属性越强，非金属性越弱。

表4-8　元素的电负性

H																
2.1																
Li	Be											B	C	N	O	F
1.0	1.6											2.0	2.5	3.0	3.5	4.0
Na	Mg											Al	Si	P	S	Cl
0.9	1.2											1.5	1.8	2.1	2.5	3.6
K	Ca	Sc	Ti	V	Cr	Mn	Fe	Co	Ni	Cu	Zn	Ga	Ge	As	Se	Br
0.8	1.0	1.3	1.5	1.6	1.6	1.5	1.8	1.9	1.9	1.9	1.6	1.6	1.8	2.1	2.5	2.8
Rb	Sr	Y	Zr	Nb	Mo	Te	Ru	Rh	Rd	Ag	Cd	In	Sn	Sb	Te	I
0.8	1.0	1.2	1.4	1.6	1.8	1.9	2.2	2.2	2.2	1.9	1.7	1.7	1.8	1.9	2.1	2.5
Cs	Ba	La	Hf	Ta	W	Re	Os	Ir	Pt	Au	Hg	Ti	Pb	Bi	Po	At
0.7	0.8	1.1	1.3	1.5	1.7	1.9	2.2	2.2	2.2	2.4	1.9	1.8	1.8	1.9	2.0	2.2

从表4-8可以看出，同一周期的主族元素，从左向右，电负性逐渐增大，则金属性逐渐减弱，非金属性逐渐增强；同一主族元素，从上而下，电负性逐渐减小，则金属性逐渐增强，非金属性逐渐减弱。因此，通过电负性的大小可以判断元素金属性和非金属性的强弱。

通过以上研究，得出如下结论：随着原子序数的递增，元素的核外电子排布、原子半径、化合价、电负性等性质都呈现了周期性的变化。这种元素的性质随着原子序数的递增而呈现周期性变化规律，称做元素周期律。元素性质周期性的变化规律，是元素原子核外电子排布周期性变化的必然结果。元素周期律有力地论证了事物变化中由量变引起质变的普遍规律。

课堂互动

1. 元素性质周期性变化规律的本质是什么？

2. 为什么零族元素过去称为惰性气体，现在称为稀有气体？

二、元素周期表

根据元素周期律，把已经发现的化学元素中电子层数相同的元素，按原子序数递增的顺序从左到右排成横行，再把不同横行中最外层电子数相同（或价层电子构型相似）的元素按电子层数递增的顺序从上到下排成纵行，这样形成的表叫做元素周期表（见封底）。元素周期表是元素周期律的具体表现形式，它把一些看起来互不相关的元素统一起来，组成了完整的一个自然体系，反映了元素之间相互联系的规律。

（一）周期表的结构

1. 周期 具有相同电子层的元素，按原子序数递增的顺序从左向右排列的一系列元素，称为一个周期。周期表共有七个横行，每一横行为一个周期。所以，周期表共有七个周期。

周期序数 = 元素原子的电子层数

因此，只要知道某元素的电子层数，就可以确定该元素所属的周期数。例如，氯原子核外电子排布式是 $1s^2 2s^2 2p^6 3s^2 3p^5$，共有三个电子层，则氯属于第三周期元素。

各周期所含的元素的数目不完全相同。

第一周期有 2 种元素，第二、第三周期各有 8 种，这三个周期含有的元素数目较少，也称为短周期；第四、第五周期各有 18 种元素，第六、第七周期有 32 种，这四个周期含有的元素数目较多，也称为长周期。每个周期元素最外层的电子数最多不超过 8 个，次外层的电子数最多不超过 18 个，这是多电子原子中轨道能级交错的结果。

第六周期从 57 号元素镧（La）到 71 号元素镥（Lu）共 15 种元素，它们的电子层结构和性质非常相似，总称镧系元素。同样，第七周期从 89 号元素锕（Ac）到 103 号元素铹（Lr）共 15 种元素，总称为锕系元素。为了表现完整性，将镧系元素和锕系元素放在周期表的同一格子里，并按原子序数递增的顺序，将它们排列在主表的下方。锕系元素中铀（U）后面的元素大多是人工核反应制得，习惯称为超铀元素。

2. 族 周期表中，不同横行中最外层电子数相同的元素，按电子层数递增的顺序从上到下排成纵行，称为族。周期表共有 18 个纵行，除 8、9、10 三个纵行合称为第Ⅷ族外，其余 15 个纵行，每一纵行为一族。族序数用罗马字母表示。族序数后面标 A 表示主族，例如，ⅠA、ⅡA、ⅢA……；族序数后面标 B 表示副族，例如，ⅠB、ⅡB、ⅢB……周期表共有 7 个主族，7 个副族，1 个Ⅷ族，1 个 0 族（稀有气体），共 16 族。副族和Ⅷ族共称为过渡元素。

根据周期表的排列，可以得出：

主族元素的族序数 = 元素的最外层电子数 = 最高正化合价

（二）周期表的分区

周期表中对元素的划分，除了按周期和族来确定外，还可以按原子的电子层结构特征，即最后一个电子所填入的亚层轨道，把周期表分为五个区。见表4-9。

1. s 区　包括ⅠA和ⅡA，元素的价电子构型为$ns^{1\sim2}$。该区元素的原子容易失去最外层电子，形成+1或+2价的阳离子（除氢元素外），其单质都是活泼的金属。这些元素分别称为碱金属（ⅠA）和碱土金属（ⅡA）。

2. p 区　包括ⅢA～ⅦA和0族，元素原子的价电子构型为$ns^2np^{1\sim6}$。该区大部分是非金属元素。p区元素大多数有可变的化合价。

3. d 区和 ds 区　d区包括ⅢB～ⅦB和Ⅷ族，元素原子的价电子构型为$(n-1)d^{1\sim9}ns^{1\sim2}$；ds区包括ⅠB～ⅡB，元素原子的价电子构型为$(n-1)d^{10}ns^{1\sim2}$，即次外层d轨道是全充满的。d区和ds区元素又称为过渡元素，都是金属元素。化学反应时，不仅最外层的s电子参与，而且次外层$(n-1)$d的电子也会参加。因此，每种元素都有多种化合价。

4. f 区　该区包括镧系和锕系元素，元素原子的价电子构型为$(n-2)f^{1\sim14}(n-1)d^{0\sim2}ns^2$，又称为内过渡元素，都是金属元素。其结构特点是最外层电子数均为2个，次外层电子数也大部分相同，只有外数第三层的电子数目不同。所以同一区内各元素的化学性质十分相似。

表4-9　元素周期表分区图

	ⅠA	ⅡA									ⅢA	ⅣA	ⅤA	ⅥA	ⅦA	0
1																
2																
3			ⅢB	ⅣB	ⅤB	ⅥB	ⅦB	Ⅷ		ⅠB	ⅡB						
4	s 区											p 区					
5			d 区							ds 区							
6																	
7																	

镧系元素	
锕系元素	f 区

元素原子的电子层构型与元素在周期表中的位置密切相关，元素周期表实际上是各元素原子电子层构型周期性变化的反映。掌握了这种关系，就可以根据元素的原子序数写出其原子核外电子排布式，或根据元素原子的价电子层构型推知元素在周期表中的位置（周

期、族和区），从而了解元素的性质。

例 1 某元素的核外电子排布式是 $1s^2 2s^2 2p^6 3s^2 3p^6 4s^1$。请指出：

（1）该元素的原子序数并写出元素符号。

（2）该元素在周期表中的位置（周期、族）及所在的区。

答：原子序数是 19，元素 K。它是第四周期、I A，属于 s 区元素。

例 2 某元素原子序数是 16，写出该元素的核外电子排布式，并说明它在周期表中的位置、最高氧化物的水化物的酸碱性。

答：该元素核外电子排布式是：$1s^2 2s^2 2p^6 3s^2 3p^4$，它是第三周期、VI A 的非金属元素 S，最高氧化物的水化物是硫酸（H_2SO_4），是强酸。

课堂互动

说出 Na 和 Al、Cl 和 Br 在周期表中的位置关系。s 区和 p 区各包含哪族元素？

（三）元素周期表中元素性质的递变规律

元素周期表是根据元素原子核外电子排布的周期性排列的。因此，从元素周期表可以初步认识元素性质变化的一般规律。根据元素周期律我们已经知道元素金属性、非金属性变化规律。

1. 同周期元素金属性和非金属性递变规律 元素金属性强弱的判断方法：①与水或酸反应置换氢的难易，越易者金属性越强；②最高价氧化物对应水化物碱性强弱，碱性越强者金属性越强。

元素非金属性强弱的判断方法：①与氢化合的难易及气态氢化物的稳定性，越易化合，氢化物越稳定，非金属性越强；②最高价氧化物对应水化物的酸性越强，非金属性越强。

下面以第三周期元素的化学性质的递变情况加以验证。

课堂演示 4 - 1

100mL 烧杯中盛有 30mL 水，放入绿豆大小的金属钠，观察现象；再加 1 滴酚酞试液观察颜色有何变化。另取一试管加入 3mL 的水和 1 滴酚酞试液，试管中加入少许镁粉，观察现象。

实验表明，钠与水反应很剧烈，镁不与冷水反应，但能与沸水反应，并产生少量气泡。反应后溶液均变为红色。反应方程式如下：

$$2Na + 2H_2O \Longrightarrow 2NaOH + H_2 \uparrow$$

$$Mg + 2H_2O \stackrel{\triangle}{=\!=\!=} Mg(OH)_2 \downarrow + H_2 \uparrow$$

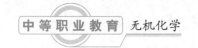
由此说明，钠的金属性强于镁。

课堂演示 4 – 2

取一小片铝和一小段镁带，用砂纸擦去氧化膜，分别放入两个试管中，各加入 1mol/L 盐酸 2mL，观察反应现象。

实验表明，镁、铝都能与盐酸发生反应，置换出氢气，镁与酸的反应比铝与酸的反应剧烈。因此，镁的金属性强于铝。反应方程式如下：

$$Mg + 2HCl \Longrightarrow MgCl_2 + H_2 \uparrow$$

$$2Al + 6HCl \Longrightarrow 2AlCl_3 + 3H_2 \uparrow$$

课堂演示 4 – 3

按实验 4 – 2，把盐酸换成 3mol/L 的氢氧化钠溶液，观察反应现象。

实验表明，铝能与氢氧化钠溶液发生反应，而镁不与氢氧化钠溶液反应。

$$2Al + 2NaOH + 2H_2O \Longrightarrow 2NaAlO_2 + 3H_2 \uparrow$$

镁不与碱反应，说明它只有金属性；铝既能与酸反应也能与碱反应，则铝是两性元素，既有金属性也有非金属性。

14 号元素硅是非金属，最高价氧化物二氧化硅（SiO_2）是酸性氧化物，其水化物是硅酸（H_4SiO_4），硅酸是一种很弱的酸。单质硅只有在高温下才能与氢气发生反应，生成气态氢化物硅烷（SiH_4）。因此，硅的非金属性较弱。

15 号元素磷是非金属，最高价氧化物五氧化二磷（P_2O_5），其水化物是磷酸（H_3PO_4），磷酸属于中强酸。磷的蒸气与氢气反应，生成气态氢化物膦（PH_3），此反应相当困难。

16 号元素硫是比较活泼的非金属，高价氧化物三氧化硫（SO_3），水化物是硫酸（H_2SO_4），硫酸是强酸。在加热时，硫能与氢气反应，生成硫化氢气体（H_2S）。

17 号元素氯是非常活泼的非金属，高价氧化物七氧化二氯（Cl_2O_7），其水化物是高氯酸（$HClO_4$），高氯酸是已知酸中最强的酸。氯气与氢气在光照或点燃时发生燃烧或爆炸，生成气体氯化氢（HCl）。

18 号元素氩是稀有气体。

综上所述，可以得出如下的结论：同周期元素随着原子序数的递增，金属性逐渐减弱，非金属性逐渐增强。

2. 同主族元素金属性和非金属性递变规律 同一主族元素自上而下，核对电子的吸引力减小，失去电子的能力增大，所以，元素的金属性逐渐增强，而非金属性逐渐减弱；

最高价氧化物对应的水化物碱性增强，酸性减弱。例如，ⅦA 非金属元素与氢气生成 HX 的反应，氟在暗处剧烈反应，氯气在光照条件下进行，而溴和碘在加热情况下反应很缓慢。另外，氯气能把溴离子和碘离子从它们的溶液中置换出来，溴可以把碘离子从其溶液中置换出来，由此证明了ⅦA 元素非金属性氟＞氯＞溴＞碘。

主族元素的金属性和非金属性变化规律，归纳于表 4-10 中。

表 4-10 主族元素金属性和非金属性变化规律

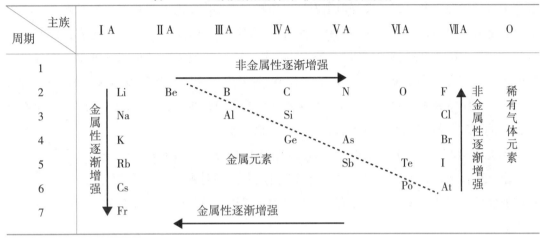

沿着表中硼、硅、砷、碲、砹与铝、锗、锑、钋之间划一条虚折线，其左边是金属元素，右边是非金属元素。表的左下角是金属性最强的元素，右上角是非金属性最强的元素。由于元素的金属性和非金属性没有严格的界限，位于分界线附近的元素，既有金属性又呈现非金属性，属于两性元素。

副族元素的原子结构决定了它们都是金属元素，其变化比较复杂，在此不作讨论。

课堂互动

1. 请指出周期表中最活泼的金属元素和非金属元素。

2. 应用电负性数值，可以判断元素的什么性质？

三、元素周期表的应用

元素周期律揭示了物质世界的秘密，对元素和化合物的性质进行了系统总结，是自然界最基本的规律之一。元素周期表把上百种元素作了最科学的分类，对有关元素的知识系统化，深刻阐明了各元素之间的内在联系以及元素性质周期性变化的本质。

元素在周期表中的位置与元素原子结构及性质有着密切关系。若知道元素的原子结构及一般性质，可以判断该元素在周期表中的位置；反过来，如果已知元素在周期表中的位置，可以推断该元素的原子结构及主要性质，它对预言和发现新元素起到了指导性作用。如原子序数为 10、31、32、34、64 等元素的发现及 61、95 号以后人造放射性元素的合成，都与周期表的指导密不可分。

利用周期表中位置邻近而元素性质相近的规律，可以指导寻找新物质。例如，农药中常含有氟、氯、砷等元素，它们都位于周期表的右上方，对这个区域的元素进行研究，有利于寻找和制造新的农药品种。

无机元素在生命中的意义逐渐被发现，蕴藏着丰富内涵的元素周期表也被赋予了重要的医学意义。目前自然界已知的 100 余种化学元素中，已有 60 多种在人体内被发现。例如生物体液中的电解质，含有 K^+、Na^+、Ca^{2+}、Mg^{2+} 等离子；各种酶、辅酶、结合蛋白质的辅基中，含有 Fe、Mn、Co、Cu、Zn、Mo 等元素，这些元素都被称为生物金属元素，在生物体内维持其正常的生物功能，是生物体内必不可缺少的化学元素。人们对"元素与生命"的研究，有利于人类减少疾病，提高生命的质量。

元素周期表建立了 100 多年，科学家以它为依据寻找新型元素及化合物，为科学的发展作出了重大贡献。元素周期系的理论仍在发展，人们对物质世界的认识不断深化。随着科学的发展，新的人工元素的合成，将会大大扩展周期系的版图，并有助于设计新的元素周期表。

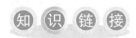

门捷列夫与元素周期表

前苏联化学家门捷列夫，总结出了元素周期律，编制了第一个元素周期表。他把当时已经发现的 63 种元素全部列入表里，从而初步完成了元素系统化的任务。同时，表中留下空位，预言了类似硼、铝、硅的未知元素（门捷列夫叫它类硼、类铝和类硅，即以后发现的钪、镓、锗）的性质，并指出当时测定的某些元素原子量的数值有错误。门捷列夫没有机械地按照原子量数值的顺序排列，若干年后，他的预言都得到了证实。人们为了纪念他的功绩，就把元素周期律和周期表称为门捷列夫元素周期律和门捷列夫元素周期表。

本章重点知识填空

一、原子的组成

1. 原子由_____和_____组成，原子核由_____和_____组成。

2. 同位素是_____。

二、原子核外电子的运动状态

1. 电子云是_____。

2. 核外电子的运动状态主要从以下四方面描述：_____、_____、_____、
_____。

三、原子核外电子的排布规律

1. 保利不相容原理是_____。

2. 能量最低原理是_____。

3. 洪特规则是_____。

四、元素周期律和元素周期表

1. 元素周期律是_____。

2. 元素周期表有____个周期和____个主族、____副族、____个第八族、____个零族。

3. 周期表同周期元素性质的变化规律_____；同一主族元素性质的变化规
律_____。

复习思考

一、选择题

1. 下列原子，原子核内没有中子的是(　　)

A. $_1^1H$ B. $_2^4He$ C. $_1^2H$ D. $_1^3H$

2. 下列各组微粒中，互为同位素的是(　　)

A. $_{19}^{40}K$ 和 $_{20}^{40}Ca$ B. $_{26}^{56}Fe$ 和 $_{26}^{56}Fe^{2+}$

C. $_{17}^{35}Cl$ 和 $_{17}^{37}Cl$ D. $_{26}^{56}Fe^{3+}$ 和 $_{26}^{56}Fe^{2+}$

3. 若将氮原子的电子排布式写成 $1s^2 2s^2 2p^2 2p^1$，它违背了(　　)

A. 保利不相容原理   B. 能量最低原理   C. 能量守恒原理   D. 洪特规则

4. O 原子核外未成对电子有(　　)个

A. 6   B. 2   C. 10   D. 17

5. M 层上，能量相同的电子最多有(　　)个

A. 2   B. 6   C. 10   D. 14

6. 元素的化学性质主要决定于原子结构的(　　)

A. 核电荷数   B. 电子层数   C. 质量数   D. 最外层电子数

7. 下列关于元素周期表的叙述，表达不正确的是(　　)

A. 元素周期表共有 7 个横行，即 7 个周期，同一周期元素电子层数相等

B. 元素周期表共有 18 个纵行，即 18 个族

C. 同一主族元素最外层电子数相等，从上到下金属性逐渐增强

D. 同一周期元素，从左至右，非金属性逐渐增强

8. 下列元素高价氧化物对应的水化物，酸性最强的是（　　　）

A. Si B. Cl C. S D. P

二、填空题

1. 原子由带正电荷的_____和带负电荷的_____构成。原子核由_____和_____构成。

2. 描述核外电子运动状态，必须从_____、_____、_____和_____四个方面进行。

3. s电子云是_____型，p电子云是_____型。

4. 元素周期表中，同一周期元素_____相同；同一主族元素_____相同，因此，化学性质_____。

5. 第二周期元素原子中，有三个未成对电子数的元素是_____，其氢化物是_____，最高价氧化物水化物是_____，显_____性（碱性或酸性）。

三、简答题

1. 简述核外电子排布的三条原理。

2. 某元素核外电子排布式$1s^2 2s^2 2p^6 3s^2 3p^5$，指出它在周期表中的位置，位于何区，是何种元素？

扫一扫，知答案

扫一扫，看课件

第 五 章

分子结构

【学习目标】

1. **掌握** 共价键的形成及特点。
2. **熟悉** 离子键、配位键的形成及特点。
3. **了解** 共价键的极性与分子间作用力及氢键；离子晶体的特点。

分子是保持物质性质的最小微粒，也是参与化学反应的最小单元，分子的内部结构决定着物质的性质。分子结构主要包括两方面内容：一是化学键问题，即分子或晶体内部微粒如何结合；二是分子的空间构型（即原子在空间的排列方式）或分子的形状，它与分子的熔点、沸点等物理性质有关。本章主要讨论离子键、共价键及分子间的作用力。

第一节　离子键

原子能结合成分子，是因为原子间存在着强烈的相互作用，这种分子或晶体中相邻原子（或离子）之间的强烈相互作用力称为化学键。化学键包括离子键、共价键和金属键。

一、离子键的形成和特点

（一）离子键的形成

当活泼金属元素与活泼的非金属元素相互作用时，金属元素的原子易失去电子成为阳离子，非金属元素的原子易获得电子成为阴离子，这两种带相反电荷的离子靠静电作用结合成键。这种阴、阳离子通过静电作用而形成的化学键称为离子键。以氯化钠为例说明离子键的形成。

钠是活泼的金属，氯是活泼的非金属。当金属钠和氯气加热反应时，钠原了最外层上的 1 个电子转移给氯原子，形成了钠离子（Na^+）和氯离子（Cl^-）。带相反电荷的钠离子（Na^+）和氯离子（Cl^-）存在着静电吸引的作用，阴、阳离子彼此接近；两种离子外层电子与电子之间、原子核与原子核之间又存在着相互排斥的作用。当两种离子接近到一定距离时，吸引力和排斥力达到平衡时，带相反电荷的两种离子之间便形成了稳定的化学键，生成了氯化钠。

一般活泼金属（ⅠA、ⅡA 元素）与活泼非金属（ⅥA、ⅦA）化合时，都能形成离子键。例如 NaCl、CaO、$MgBr_2$ 等都是典型的离子型化合物。化学反应中一般是原子的最外层电子发生变化，可以用电子式来表示化学反应时原子最外层电子的变化情况以及离子化合物的形成过程。例如：

$$Na\cdot \quad + \quad \cdot \overset{..}{\underset{..}{Cl}}: \longrightarrow \quad Na^+[:\overset{..}{\underset{..}{Cl}}:]^-$$

课堂互动

用电子式表示 KBr、$CaCl_2$、CaO 的形成。

（二）离子键的特点

离子键的特点是既无方向性又无饱和性。离子键是正、负离子间通过静电作用形成，而离子的电荷分布是球形对称的，每个离子在任何方向上都可以吸引带相反电荷的离子，因此，离子键没有方向性；只要空间范围允许，每一个离子尽可能多地与带相反电荷的离子相互吸引，所以离子键没有饱和性。

二、离子晶体

由离子键形成的化合物称为离子化合物。离子化合物在室温下以晶体的形式存在。这种阴阳离子通过离子键形成的有规则排列的晶体称为离子晶体。如 NaCl、CaF_2、MgO 等都是离子晶体。在离子晶体中，不存在单个分子，其化学式只表示阴阳离子的数目比和式量。例如图 5-1 氯化钠晶体：

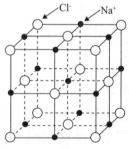

图 5-1 氯化钠晶体

在氯化钠晶体中，每个 Na^+ 周围吸引着 6 个 Cl^-，每个 Cl^- 周围吸引着 6 个 Na^+，这样交替延伸成为有规则排列的晶体。化学式 NaCl 表示氯化钠晶体中 Na^+ 与 Cl^- 的数目之比为 $1:1$，离子的电荷数就是相应元素的化合价。

离子晶体在常温下是固体，熔点、沸点较高；离子晶体本身不导电，但在水溶液或熔融状态时能够导电；离子晶体易溶于水，但难溶于有机溶剂中。

第二节 共价键

一、共价键的形成

以 H_2 分子为例说明共价键的形成。

H_2 分子由两个氢原子结合而成。当两个 H 原子互相接近时，每个氢原子各提供一个电子组成共用电子对，共用电子对受到两个原子核的吸引，绕着两个原子核运动，因而形成了 H_2 分子。H_2 分子的形成用电子式表示为：

$$H \cdot + \cdot H \longrightarrow H:H$$

H_2 分子的形成，还可以用电子云的重叠来进一步说明。当 2 个氢原子接近时，两个自旋方向相反的 1s 电子的电子云部分重叠，使 2 个氢原子核间电子云密集，即形成了稳定的 H_2 分子。见图 5 – 2。

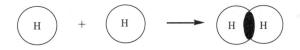

图 5 – 2　H_2 分子共价键的形成示意图

像 H_2 分子这样，原子间通过共用电子对（电子云重叠）形成的化学键称为共价键。电子云重叠程度越大，形成的分子越稳定。

当电负性相同或相差不大的原子结合时就形成了共价键。如 H_2、Cl_2、HCl 等。

化学上常用一条短线"—"表示共用 1 对电子的共价键，称为共价单键；共用 2 对电子称为共价双键，用"＝"表示；共用 3 对电子称为共价三键，用"≡"表示。用短横线表示共用电子对的式子称为结构式。H_2、HCl、O_2 等分子的结构式表示如表 5 – 1：

表 5 – 1　部分分子的结构式

分子式	结构式
H_2	H—H
Cl_2	Cl—Cl

续　表

分子式	结构式
O_2	O＝O
N_2	N≡N
HCl	H—Cl
CO_2	O＝C＝O

仅由共价键形成的化合物称为共价化合物。在共价化合物中，元素的化合价是该元素一个原子与其他原子间共用电子对的数目。共用电子对偏向的一方（吸引电子能力较强）为负价，偏离的一方（吸引电子能力较弱）为正价。例如，H_2O 中 H 为 +1 价，O 为 -2 价；NH_3 中 N 为 -3 价，H 为 +1 价。

共价键的特点是既有方向性又有饱和性。共价键是由两个原子自旋相反的单电子配对形成。一个原子未成对的电子与另一个原子未成对且自旋相反的电子配对成键后，就不能再与第三个原子的电子配对成键，这就是共价键的饱和性。s 电子云是球形对称，两个 s 电子云的重叠没有方向；p、d 等电子云在空间有着不同的伸展方向，形成共价键时，会选择一定的方向达到电子云最大程度的重叠，以形成稳定的共价键。因此，共价键具有方向性。HCl 的形成见图 5-3。

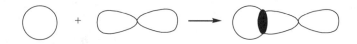

图 5-3　HCl 分子共价键的形成示意图

二、共价键的极性

（一）共价键的参数

能表示共价键性质的物理量称为共价键的参数。共价键的参数主要有键能、键长、键角等。

1. 键能（E）　键能是衡量化学键强弱的物理量，单位是 kJ/mol。对于双原子分子，破坏共价键时所需的能量称为离解能，又称为共价键的键能。即双原子分子的键能等于其离解能。例如，1mol H_2 分子分裂为 2mol H 原子，需要吸收 436kJ 热量，即为 H—H 键的键能。对于多原子分子，键能和键的离解能有所不同。离解能是指离解分子中某一个共价键时所需的能量，键能则是指分子中同种类型共价键离解能的平均值。键能越大，表示化学键越牢固，含有该键的分子越稳定。

2. 键长（l）　键长是指分子中成键两原子核间的平均距离，单位是皮米（pm）。一般来说，键长越短，共价键越牢固，形成的分子愈稳定。因此，通过键能和键长的大小，可以判断键的强弱。一些共价键的键长和键能见表5-2。

表5-2 一些共价键的键长和键能

共价键	键长 l（pm）	键能 E（kJ/mol）	共价键	键长 l（pm）	键能 E（kJ/mol）
H—H	74	436	N≡N	110	946
F—F	128	158	C—O	143	360
Cl—Cl	199	242	C＝O	121	736
Br—Br	228	193	C—H	109	416
I—I	267	151	O—H	96	467
C—C	154	356	N—H	101	391
C＝C	134	598	F—H	92	566
C≡C	120	813	Cl—H	127	431
N—N	146	160	Br—H	141	366
N＝N	125	418	I—H	161	299

3. 键角　分子中共价键和共价键之间的夹角称作键角。键角是反映分子空间结构的重要参数。例如，H_2O 分子中，两个 O—H 键的夹角是 104°45′，即 H_2O 分子呈 V 形结构；CO_2 分子中两个 C＝O 键的键角为 180°，即 CO_2 是直线型分子。NH_3 分子中，三个 N—H 键的夹角为 107°18′，即 NH_3 分子呈三角锥形。而甲烷（CH_4）分子中四个 C—H 键的键角是 109°28′，分子的构型为正四面体。一般来说，根据分子的键角和键长，可以确定分子的空间构型。

课堂互动

1. 用电子式表示 HF、Cl_2、H_2O 的形成。

2. 根据键长和键能数据，判断 HF、HCl、HBr、HI 的稳定性。

（二）共价键的极性

由同种元素原子形成的共价键，两个原子吸引成键电子的能力相同，共用电子对不偏向任何一个原子，这样形成的共价键称为非极性共价键，简称非极性键。例如，H—H 键、Cl—Cl 键都是非极性键。

由不同种元素的原子形成的共价键，两个原子吸引成键电子的能力不相同，共用电子对偏向吸引电子能力较强的原子，带部分负电荷，而吸引电子能力较弱的原子一方带部分正电荷，这样形成的共价键称为极性共价键，简称极性键。如 H—Cl 键，Cl 原了吸引电子能力较强，带部分负电荷，而 H 原子带部分正电荷。

共价键极性的大小与成键原子的电负性差值有关，电负性差值越大，共价键的极性越大。例如卤化氢中键的极性：HF > HCl > HBr > HI。

三、配位键

配位键是一种特殊的共价键。由一个原子单方面提供一对电子与另一个有空轨道的原子（或离子）共用而形成的共价键，称为配位共价键，简称配位键。在配位键中，提供电子对的原子称为电子对的给予体；接受电子对的原子称为电子对的接受体。配位键常用"→"表示，箭头指向电子对的接受体。

例如，铵离子（NH_4^+）可看作是氨（NH_3）分子与 H^+ 离子结合形成的。在氨分子中，氮原子上有一对没有与其他原子共用的电子，这对电子称为孤对电子，氢离子核外没有电子，具有 1s 空轨道。在氨分子与氢离子作用时，氨分子上的孤对电子进入氢离子的空轨道，与氢共用，形成配位键。

$$
\begin{array}{c}
H \\
H \overset{\times}{\cdot} N \overset{\cdot\cdot}{:} \\
H
\end{array}
+ \ H^+ \longrightarrow
\left[
\begin{array}{c}
H \\
H \overset{\times}{\cdot} N \overset{\cdot\cdot}{:} H \\
H
\end{array}
\right]^+
,\ 结构式为
\left[
\begin{array}{c}
H \\
| \\
H - N \rightarrow H \\
| \\
H
\end{array}
\right]^+
$$

在铵离子中，虽然 1 个 N→H 键和其他 3 个 N—H 键的形成过程不同，但一旦形成了铵离子，这 4 个氮氢键的性质完全相同。

配位键形成必须具备两个条件：首先，一个成键原子必须具有孤电子对；其次，另一个成键原子必须具有空轨道。

注意，在多原子组成的分子中，常含有多种化学键。如氯化铵（NH_4Cl）中 NH_4^+ 与 Cl^- 之间是离子键，NH_4^+ 中有四个 N—H 共价键，其中一个是配位键。

课堂互动

配位键和共价键有何区别？形成配位键的条件是什么？

第三节 分子间作用力和氢键

一、分子的极性

分子中存在一个正电荷中心和一个负电荷中心，若正负电荷中心重合，则分子没有极性，整个分子电荷的分布是均匀的、对称的，这样的分子为非极性分子；若正负电荷中心不重合，整个分子电荷的分布是不均匀的、不对称的，这样的分子为极性分子。

对于双原子分子，分子的极性与键的极性是一致的。以非极性键结合的双原子分子必为非极性分子，如 H_2、O_2、N_2等；以极性键结合的双原子分子一定是极性分子，如 HF、HCl、HI 等。

以极性键结合的多原子分子，分子是否有极性，除与分子的化学键有关外，还与分子的空间构型有关。如 CO_2是直线形分子：O＝C＝O，虽然两个 C＝O 键是极性键，但从整个分子看，正电荷中心和负电荷中心都在分子的中心，互相重合，所以二氧化碳分子为非极性分子。而 H_2O 分子中的两个 O—H 键角是 104°45′，而且氧原子还有两对孤对电子。O—H 键是极性键，靠 H 的一端正电荷稍强，靠 O 的一端负电荷稍强，从整个分子的电荷分布来看，正电荷中心在两个氢原子中间，负电荷中心在氧原子附近，正负电荷中心不能重合，所以水分子为极性分子。

课堂互动

判断下列哪些是极性分子，哪些是非极性分子？

H_2、HCl、CO_2（直线型）、NH_3（键角 107°2′）、SO_2（键角 119°5′）

物质的溶解性与分子的极性密切相关。极性分子组成的物质易溶于极性溶剂中，难溶于非极性溶剂；非极性物质易溶于非极性溶剂中，而难溶于极性溶剂，这个规律称为"相似相溶"原理，即物质的结构相似彼此可以相溶。根据相似相溶原理，可以判断物质的溶解性，或者选择适当的溶剂，进行物质的分离和提纯。如 HCl、NH_3 为极性分子，他们易溶解于水等极性溶剂中；Br_2 和 I_2 为非极性分子，在汽油等非极性溶剂中易溶。

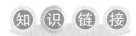

洗衣粉是怎样去污的?

洗衣粉的主要成分是十二烷基苯磺酸钠。分子一端是极性（亲水）基团，另一端是非极性（亲油）基团。洗衣粉清洗衣服上的油污时，分子中的亲油基团同油污"抱成一团"，互相融合在一起，形成外表亲水的微小"胶团"，油污被洗衣粉分子和水分子包围起来，渐渐地溶于水中。这样就可以把衣服上的污物清洗干净。

二、分子间作用力

许多共价化合物如碘、干冰等，都是由大量的分子组成，在固态时以晶体状态存在。

晶体分子能够紧密地结合在一起，说明晶体分子之间存在着相互作用力，分子与分子间的作用力称为分子间作用力。分子间作用力是1873年由荷兰物理学家范德华（Van der Waals）首先提出来的，故又称为范德华力。

分子间作用力只有几到几十千焦尔（kJ/mol），小于化学键的键能（键能约为100～800kJ/mol）。

化学键是决定物质理化性质的要素，而分子间作用力对物质的物理性质有一定的影响。分子间作用力的大小与分子极性的大小和相对分子质量的大小有关。分子的相对分子质量越高，分子间作用力越大；分子间作用力越大，物质的熔点、沸点越高。例如卤素单质 F_2、Cl_2、Br_2、I_2 分子的熔、沸点依次升高，就是因为它们的相对分子质量依次增大，分子间作用力依次增强的原因。卤素单质的状态、熔点和沸点见表5-3。

表5-3　卤素单质的状态、熔点和沸点比较

卤素单质	分子量	状态	熔点（℃）	沸点（℃）
F_2	38	气体	-210.6	-188.1
Cl_2	71	气体	-101	-34.6
Br_2	160	液体	-7.2	58.8
I_2	254	固体	113.2	184.4

分子间作用力的大小，除了与分子量有关外，还与分子的极性、分子的形状等因素有关。分子的极性越大，则分子间作用力越强。

三、氢键

一般来说，分子间作用力随着分子量的增加而增大。研究ⅤA、ⅥA、ⅦA族元素氢化物的沸点变化，发现 HF、NH_3、H_2O 的沸点比同族氢化物反常的高（见表5-4）。由此说明，在 HF、NH_3 和 H_2O 的分子中，除了分子间作用力外，还存在着一种特殊的作用力——氢键。

表5-4　ⅤA、ⅥA、ⅦA族氢化物的沸点

氮族	沸点（℃）	氧族	沸点（℃）	卤素	沸点（℃）
NH_3	-33	H_2O	100	HF	20
PH_3	-88	H_2S	-61	HCl	-85
AsH_3	-55	H_2Se	-41	HBr	-87
SbH_3	-18	H_2Te	-2	HI	-36

（一）氢键的形成

当氢原子与电负性大、原子半径小的原子 X（F、O、N）形成共价键时，由于共用电子对偏向于 X 原子，使氢原子几乎成为"裸露"的原子核。这个氢原子与另外一个电负性大、半径小且外层有孤对电子的 Y 原子相互作用，这种作用力称为氢键，用虚线"…"表示。X、Y 原子可以相同也可以不同。例如，H_2O 分子中，O—H…O；HF 分子中，F—H…F；NH_3 与 H_2O 间 N—H…O 等均为氢键。

氢键形成的条件是：氢原子直接与电负性大、半径小的原子形成共价键 X—H；另一分子（或同一分子）中，有一个电负性大、半径小、含有孤对电子的 Y 原子（通常为 F、O、N）靠近 X—H，产生吸引作用形成氢键。

氢键的强弱与 X 和 Y 的非金属性强弱及 Y 原子的半径大小有关，即 X、Y 的非金属性越强，Y 原子的半径越小，形成的氢键越强。氢键的强弱顺序如下：

$$F—H\cdots F > O—H\cdots O > O—H\cdots N > N—H\cdots N$$

氢键的键能大于范德华力而小于化学键的键能。氢键不是化学键，它是分子间的一种特殊作用力，其本质属于静电引力。

（二）氢键的类型

氢键分为分子间氢键和分子内氢键两种。H_2O 分子间、HF 分之间、NH_3 与 H_2O 间等都可以形成分子间氢键。NH_3 与 H_2O 分子间的氢键如下：

NH_3 与 H_2O 分子间产生两个氢键，即 O—H…N 和 N—H…O。因此，NH_3 易溶解于水。同一分子内的原子间形成的氢键，称为分子内氢键，如邻羟基苯甲酸等。

氢键具有饱和性和方向性。氢键的饱和性是指每一个 X—H 只能与一个 Y 原子形成氢键；当 X—H…Y 形成氢键时的三个原子在一条直线上时，形成的氢键最强，因此，氢键具有方向性。

（三）氢键对物质性质的影响

氢键对物质的熔点和沸点、溶解度、密度、黏度等物理性质均有影响。

1. 对熔点、沸点的影响　分子间形成氢键时，固体熔化或液体汽化，不仅要克服分子间作用力，还需要破坏部分或全部氢键，导致物质的熔点、沸点升高；而分子内氢键的产生，分子间作用力会降低，导致物质的熔点、沸点将下降。

2. 对溶解度的影响　　在极性溶剂中，如果溶质分子和溶剂分子之间可以形成氢键，分子间的结合力增强，导致溶解度增大。例如，NH_3 易溶于水、乙醇与水以任意比例互溶等现象，都是与水产生氢键的原因。

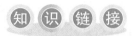

水 4℃ 以下为什么会出现热缩冷胀现象？

在现实生活中我们发现等质量的水由液体变成固体时，其体积会出现膨胀现象，这是什么原因呢？

在液态水中，分子间排列紧密。当结成冰时，每个水分子通过氢键与其他四个水分子相连，这种结构很松散，内部空隙较大，如图 5-4 所示。因而水结成冰时体积发生膨胀。

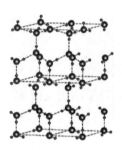

图 5-4　冰的空间结构

本章重点知识填空

一、离子键

1. 化学键是_____。

2. 离子键是_____。

3. 离子键的特点是_____。

二、共价键

1. 共价键是_____。

2. 共价键的特点是_____。

3. 配位键是_____。

4. 配位键形成的条件：_____，_____。

三、分子间作用力和氢键

1. 极性分子是指＿＿＿＿＿＿＿＿；非极性分子是指＿＿＿＿＿＿＿＿。

2. 分子间作用力是＿＿＿＿＿＿＿＿＿＿＿＿＿。

3. 形成氢键必须具备两个基本条件：＿＿＿＿＿，＿＿＿＿＿。

复习思考

一、选择题

1. 将原子结合成各种类型的分子所依赖的作用力是(　　)

    A. 范德华力　　　　B. 氢键　　　　　　C. 核力　　　　　　D. 化学键

2. 下列不属于化学键的是(　　)

    A. 离子键　　　　　B. 配位键　　　　　C. 氢键　　　　　　D. 共价键

3. 下列分子中，极性最小的是(　　)

    A. HF　　　　　　　B. HCl　　　　　　　C. HBr　　　　　　　D. HI

4. 下列分子中，属于极性分子的是(　　)

    A. O_2　　　　　　　B. CH_4　　　　　　C. CO_2　　　　　　D. NH_3

5. 下列叙述正确的是(　　)

    A. 共价化合物中可能存在离子键

    B. 离子化合物中可能存在共价键

    C. 含有极性共价键的分子一定是极性分子

    D. 非极性分子中一定存在非极性键

6. 下列关于氢键的叙述正确的是(　　)

    A. 氢键是一种化学键

    B. 氢键只存在于分子与分子之间

    C. 所有含氢元素的化合物中都能形成氢键

    D. 具有分子间氢键的化合物，其熔点和沸点会升高

二、填空题

1. 当活泼＿＿＿＿＿和＿＿＿＿＿相互结合时，一般以离子键相结合；离子键是＿＿＿＿＿通过＿＿＿＿＿所形成的化学键。

2. 配位键形成的条件是＿＿＿＿＿和＿＿＿＿＿。

3. 电子对是由＿＿＿＿＿提供形成的共价键，称为配位键。

4. 共价键的键长越＿＿＿＿＿，键能越＿＿＿＿＿，键越牢固，由该化学键形成的分子也就愈稳定。

5. 共价键的特点是既有＿＿＿＿＿也有＿＿＿＿＿。

6. 分子间氢键的形成，使物质的熔点、沸点_____。

7. 分子中若正、负电荷重心重合，则为_____分子；若正、负电荷重心不重合，则为_____分子。

三、简答题

1. 用电子式表示下列化合物的形成，并指出化学键的类型。

（1）MgO　　　　　（2）Br_2　　　　　（3）CO_2

2. 根据 HCl、HBr、HI 的键能和键长数据，判断分子的稳定性。

3. 为什么二氧化碳是非极性分子而水是极性分子？

扫一扫，知答案

第六章

电解质溶液

【学习目标】

1. 掌握　水的电离及离子积常数和溶液的 pH 的计算。

2. 熟悉　强电解质、弱电解质的概念；缓冲溶液的组成、缓冲溶液的配制及其在医药上的意义。

3. 了解　盐的类型及其盐类水解实质。

第一节　电解质的分类及电离平衡

电解质通常是指在水溶液里或熔融状态下能够导电的化合物。我们常见的酸、碱、盐等均为电解质，其水溶液称为电解质溶液。像蔗糖、酒精等无论是在水溶液中还是在熔融状态下都不导电的化合物叫做非电解质。

知识链接

人体内的电解质人体体液和组织液中含有多种电解质，大多是以离子形式存在于体内，如 Na^+、K^+、Ca^{2+}、Mg^{2+}、Fe^{2+}、Cl^-、I^-、SO_4^{2-}、HCO_3^-、CO_3^{2-}、$H_2PO_4^-$ 等，它们共同构成了体内电解质溶液。如血浆中，水约占 90% ~ 92%，电解质离子约占 0.9%，它们对维持体内的渗透平衡、酸碱平衡和肌肉神经的兴奋等许多方面都起到重要作用。

一、电解质的分类

（一）强电解质

在水溶液里能够完全电离成阴、阳离子的电解质，叫做强电解质。强电解质的电离是

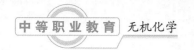

不可逆的，不存在电离平衡。例如：

$$NaOH \Longrightarrow Na^+ + OH^-$$

$$HCl \Longrightarrow H^+ + Cl^-$$

$$NaCl \Longrightarrow Na^+ + Cl^-$$

强酸（如 HCl、H_2SO_4、HNO_3 等）、强碱 [如 NaOH、KOH、$Ba(OH)_2$、$Ca(OH)_2$ 等] 和大多数盐（如 NaCl、KCl、$CaCl_2$ 等）都属于强电解质。

人体体液中的强电解质有 NaCl、KCl、$NaHCO_3$、NaH_2PO_4、KH_2PO_4 等，它们均以离子形式存在。

（二）弱电解质

在水溶液里只有部分电离的电解质，叫做弱电解质。在弱电解质溶液中，弱电解质分子电离成离子时，又有离子互相结合成分子。其电离过程是可逆的，存在电离平衡。例如：

$$NH_3 \cdot H_2O \Longrightarrow NH_4^+ + OH^-$$

$$HAc \Longrightarrow Ac^- + H^+$$

弱酸（如 HAc、H_2CO_3 等）、弱碱（如 $NH_3 \cdot H_2O$ 等）和少数盐类 [如 $HgCl_2$、$Pb(Ac)_2$ 等] 都属于弱电解质。在弱电解质溶液里，同时存在着弱电解质分子和电离出来的离子。

如果弱电解质是多元弱酸，则它们的电离是分步进行的，例如：

$$H_2CO_3 \Longrightarrow HCO_3^- + H^+$$

$$HCO_3^- \Longrightarrow CO_3^{2-} + H^+$$

二、弱电解质的电离平衡

（一）电离平衡

弱电解质的电离过程跟化学平衡的可逆反应一样。以醋酸为例进行说明：

$$HAc \Longrightarrow Ac^- + H^+$$

开始电离时，由于 HAc 较多，主要是 HAc 电离出 Ac^- 和 H^+，电离的速率较大，随着电离的不断进行，溶液中 HAc 逐渐减少，Ac^- 和 H^+ 不断增多，电离速率逐渐减小，Ac^- 和 H^+ 结合成 HAc 的速率逐渐增大。当电离和结合的速率相等时，此时溶液中的 HAc、Ac^- 和 H^+ 的浓度不再改变，即达到电离平衡。

在一定条件下，弱电解质电离的速率和离子结合成弱电解质分子的速率相等的状态，叫做电离平衡。电离平衡和化学平衡一样，也是动态平衡，同样受浓度、温度等因素的影响，当浓度、温度等因素改变时，电离平衡也会发生移动。

（二）电离度

不同的弱电解质，电离程度不同。在平衡状态下，弱电解质电离程度的大小可以用电离度来表示。

弱电解质达到电离平衡时，已电离的电解质分子数占电解质分子总数的百分率，称为电离度，用符号 α 表示。

$$\alpha = \frac{\text{已电离的电解质分子数}}{\text{电解质分子总数}} \times 100\% \qquad (6-1)$$

例如：25℃，在 0.1mol/L HAc 溶液中，HAc 的电离度为 1.34%，说明每 10000 个 HAc 分子中有 134 个 HAc 电离成 Ac^- 和 H^+。电离度的大小除与电解质的本性有关外，还与溶液的浓度、温度等因素有关。在相同温度、浓度下，电离度越小，该电解质越弱。几种弱电解质的电离度见表 6-1。

表 6-1　几种弱电解质的电离度（25℃，0.1mol/L）

电解质	分子式	电离度（%）	电解质	分子式	电离度（%）
醋酸	HAc	1.34	苯酚	C_6H_5OH	0.03
碳酸	H_2CO_3	0.03	氨水	$NH_3 \cdot H_2O$	1.34

（三）电离平衡的移动

电离平衡的移动同样遵循化学平衡移动原理。在电离平衡状态，如果改变电解质分子或某种离子的浓度，原有的平衡将被破坏，在新的浓度条件下建立新的平衡。我们通常把由于条件（如浓度）改变，弱电解质由原来的电离平衡过渡到新的电离平衡的过程，叫做电离平衡的移动。

例如：在氨水中存在电离平衡：

$$NH_3 \cdot H_2O \rightleftharpoons NH_4^+ + OH^-$$

如果向溶液中加入浓氨水，使 ［$NH_3 \cdot H_2O$］ 增大，则电离平衡向电离的方向（向右）移动；如果加入盐酸，H^+ 可以结合 OH^- 生成水，因而减少 ［OH^-］，则电离平衡也向电离的方向（向右）移动；如果加入氢氧化钠溶液，使 ［OH^-］ 增大，则电离平衡向结合的方向（向左）移动。

课堂演示 6-1

取一支大试管，加入 4mL 2mol/L 氨水，1 滴酚酞试液，摇匀后分别倒入两支试管，一支加入少量固体氯化铵，振摇溶解后，观察溶液颜色（红色）深浅的变化。

氨水中加入酚酞，溶液显红色，加入氯化铵后，溶液颜色变浅，甚至消失，原因是氯化铵在水溶液中电离出 NH_4^+ 和 Cl^-，使溶液中 ［NH_4^+］ 浓度增大，破坏了氨水的电离平

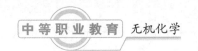

衡，使电离平衡向结合方向移动，电离度降低，溶液中 ［OII¯］ 减少，所以溶液颜色变浅甚至消失。这一过程可表示如下：

$$NH_3 \cdot H_2O \Longrightarrow OH^- + NH_4^+$$

$$NH_4Cl \Longrightarrow Cl^- + NH_4^+$$

在弱电解质溶液里，加入和弱电解质具有相同离子的强电解质，使弱电解质的电离度减小的现象称为同离子效应。同离子效应的实质是由于增大某种弱电解质离子的浓度，使电离向生成弱电解质的方向移动。

第二节　水的电离和溶液的 pH

一、水的电离

水是一种极弱的电解质。实验表明，水能电离出少量的 H^+ 和 OH^-。

水的电离：$H_2O \Longrightarrow H^+ + OH^-$

实验测定，25℃时，1L 纯水（55.55mol）仅有 10^{-7} mol/L 水分子发生电离，这时水中的 ［H^+］ ＝ ［OH^-］ ＝ 1×10^{-7} mol/L，两者的浓度乘积是一个常数，用 K_W 表示：

$$K_W = [H^+] \times [OH^-] = 1 \times 10^{-7} \times 1 \times 10^{-7} = 1 \times 10^{-14}$$

K_W 称为水的离子积常数，简称水的离子积。纯水及任何稀溶液中，［H^+］ 和 ［OH^-］ 的乘积都是一个常数，常温下为 1×10^{-14}，不随离子浓度的变化而改变，但随温度的变化而改变，温度升高，K_W 增大。

二、溶液的酸碱性与 pH 值

（一）溶液的酸碱性与 ［H^+］ 的关系

常温下纯水中的 ［H^+］ ＝ ［OH^-］ ＝ 1×10^{-7} mol/L，故纯水是中性的。

如果向纯水中加入酸，溶液呈酸性，原因是 ［H^+］ 增大，水的电离平衡向左移动，［OH^-］ 减小，新的平衡下 ［H^+］ ＞ ［OH^-］，溶液显酸性。反之，如果向纯水中加入碱，［OH^-］ 浓度增大，水的电离平衡向左移动，［H^+］ 浓度减小，新的平衡下 ［H^+］ ＜ ［OH^-］，溶液显碱性。

常温下，溶液的酸碱性与 ［H^+］ 和 ［OH^-］ 的关系：

中性溶液　　　　［H^+］ ＝ 1×10^{-7} mol/L ＝ ［OH^-］

酸性溶液　　　　［H^+］ ＞ 1×10^{-7} mol/L ＞ ［OH^-］

碱性溶液　　　　［H^+］ ＜ 1×10^{-7} mol/L ＜ ［OH^-］

溶液的酸碱性通常用 [H^+] 衡量, [H^+] 越大, 溶液的酸性越强, 碱性越弱; [H^+] 越小, 溶液的酸性越弱, 碱性越强。

无论在中性、酸性、碱性溶液中, 都含有 H^+ 和 OH^-, 只是两种离子的浓度相对大小不同而已。

(二) pH 意义及相关计算

我们经常会用到一些 [H^+] 很小的溶液, 如 [H^+] $= 1.34 \times 10^{-3}$ mol/L, 这样来表示溶液酸碱性强弱很不方便。当溶液的 [H^+] < 1 mol/L 时, 化学上常采用氢离子浓度的负对数表示溶液的酸碱性, 称为 pH 值。

$$pH = -\lg [H^+] \tag{6-2}$$

例1 已知某溶液的 [H^+] 为 1×10^{-5} mol/L, 计算该溶液的 pH 值。

解: [H^+] $= 1 \times 10^{-5}$ mol/L

pH $= -\lg [H^+] = -\lg (1 \times 10^{-5}) = 5$

答: 溶液的 pH 值为 5。

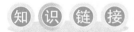

pH 和 pOH

与 pH 相对应的还有 pOH 值, [OH^-] 的负对数就是 pOH 值。它与 pH 存在如下关系:

$$pOH = -\lg [OH^-]$$

$$pH + pOH = 14$$

(三) 溶液的酸碱性与 pH 的关系

常温下, 溶液的酸碱性与 pH 的关系是:

中性溶液　　pH $= 7$

酸性溶液　　pH < 7, pH 值越小, 酸性越强

碱性溶液　　pH > 7, pH 值越大, 碱性越强

溶液的 [H^+] 越大, pH 越小, 酸性越强; 溶液 [H^+] 越小, pH 越大, 碱性越强。用 pH 可以表示溶液酸碱性的强弱。[H^+] 和 pH 的对应关系可以用表 6-2 表示。

表 6-2　溶液的酸碱性与 [H^+] 和 pH 的对应关系

[H^+]	10^0	10^{-1}	10^{-2}	10^{-3}	10^{-4}	10^{-5}	10^{-6}	10^{-7}	10^{-8}	10^{-9}	10^{-10}	10^{-11}	10^{-12}	10^{-13}	10^{-14}
pH	0	1	2	3	4	5	6	7	8	9	10	11	12	13	14

酸性增强←中性→碱性增强

pH 通常适用于 $[H^+]$ 在 $10^{-14} \sim 1\text{mol/L}$ 之间，当 $[H^+] \geqslant 1\text{mol/L}$ 时，直接用 $[H^+]$ 表示酸碱性。

三、酸碱指示剂

测定溶液 pH 通常用酸碱指示剂或 pH 试纸。酸碱指示剂一般是有机弱酸或有机弱碱，在不同 pH 溶液中，指示剂会显示不同的颜色，从而指示 pH。指示剂发生颜色变化的 pH 范围叫做指示剂的变色范围，变色范围越窄，指示剂越灵敏。常见指示剂及其变色范围见表 6 – 3。

表 6 – 3 常见指示剂及其变色范围

指示剂	变色范围（pH）	酸色	碱色
甲基橙	3.1 ~ 4.4	红色	黄色
甲基红	4.2 ~ 6.2	红色	黄色
酚酞	8.3 ~ 10.0	无色	红色
石蕊	5.0 ~ 8.0	红色	蓝色

例如，某溶液能使甲基橙显示黄色，证明该溶液的 pH > 4.4，如果该溶液不使酚酞变色，说明 pH < 8.0，则可判断该溶液的 pH 在 4.4 ~ 8.0 之间。

用指示剂只能粗略了解溶液的 pH 范围，要测定 pH 的大小一般用 pH 试纸。pH 试纸是由多种指示剂的混合溶液浸制而成，不同 pH 下可以显示不同颜色。使用时把待测溶液滴在试纸上，把试纸显示颜色与标准比色板对照，就可以知道溶液的 pH。如果需要精确测定溶液的 pH，可以使用各种类型的酸度计。

pH 在医学上很重要。人体的各种体液都有一定的 pH 范围，如果 pH 超出正常范围，将严重影响人体机体正常的生理活动。例如，人体血液 pH 的正常范围是 7.35 ~ 7.45，当 pH < 7.35 时，表现为酸中毒，当 pH > 7.45 时，表现为碱中毒。pH 偏离正常范围 0.4 个单位就有生命危险，必须及时采取措施加以控制。静脉输液时溶液的 pH 最好与血液相差不大，以免引起血液 pH 的改变。但是考虑药物的稳定性、溶解度和药效，故对各种注射液的 pH 做了一些规定，例如盐酸普鲁卡因注射液 pH 为 3.5 ~ 5.0，吗啡 pH < 4.0 时稳定，三磷腺苷注射液 pH = 9.0 时最稳定。

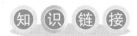

酸性食物和碱性食物

在营养学上，一般将食物分为酸性食物和碱性食物两大类。食物的酸碱性与其本身的 pH 值无关（味道酸的食品不一定是酸性食品），主要是依据食品经过消化、吸收、代谢后，最后在人体内变成酸性或者碱性的物质来界定。产生酸性物质的称为酸性食品，如动物的内脏、肌肉、植物种子（五谷类）等；产生碱性物质的称为碱性食品，如蔬菜、瓜果、豆类、茶类等。动物的内脏、肌肉、脂肪、蛋白质、五谷类因含硫、磷、氯元素较多，在人体内代谢后产生硫酸、盐酸、磷酸和乳酸等，他们是人体内酸性物质的来源；而大多数蔬菜、水果、海带、豆类、乳制品等含钙、钾、钠、镁元素较多，在体内代谢后可变成碱性物质。

第三节　盐类的水解及其影响因素

一、盐的类型

按照生成盐的酸和碱类型不同，可将盐分为四种类型：

（一）强酸强碱盐

由强酸和强碱生成的盐即为强酸强碱盐，如 KCl、NaCl、Na_2SO_4、KNO_3、$BaCl_2$、$CaCl_2$ 等。

（二）强酸弱碱盐

由强酸和弱碱生成的盐即为强酸弱碱盐，如 NH_4Cl、$(NH_4)_2SO_4$、NH_4NO_3、$Cu(NO_3)_2$ 等。

（三）强碱弱酸盐

由强碱和弱酸生成的盐即为强碱弱酸盐，如 Na_2CO_3、NaAc、K_2CO_3、Na_2S 等。

（四）弱酸弱碱盐

由弱酸和弱碱生成的盐即为弱酸弱碱盐，如 $(NH_4)_2CO_3$、NH_4Ac、$(NH_4)_2S$ 等。

二、盐类水解的类型

水溶液的酸碱性，主要取决于溶液中 H^+ 和 OH^- 浓度的相对大小。NH_4Cl、Na_2CO_3、NaCl、NaAc 等盐类，在水中都不能直接电离出 H^+ 和 OH^-，那么它们的水溶液是否都呈中性？

课堂演示 6−2

用 pH 试纸分别测定相同浓度（0.1mol/L）的 Na_2CO_3、NH_4Cl、NaAc、NaCl 水溶液的 pH。

结果表明，Na_2CO_3、$NaAc$ 溶液 pH > 7，呈碱性；NH_4Cl 溶液 pH < 7，呈酸性；$NaCl$ 溶液 pH = 7，呈中性。为什么不同盐的水溶液，其酸碱性不同呢？这些盐溶于水时，盐的离子与水电离出来的 H^+ 或 OH^- 作用，生成弱酸或者弱碱，破坏了水的电离平衡，改变了溶液中 H^+ 或 OH^- 的相对浓度，所以盐的水溶液不一定呈中性。

盐的离子和水电离的 H^+ 或 OH^- 结合成弱电解质的反应，叫做盐的水解。不同类型的盐其水溶液的酸碱性也不同。一般来说，盐类水解的程度是很小的，由于水解而使溶液所显示的酸性或碱性也是很弱的，在盐溶液中主要存在形态还是盐的离子。

（一）弱酸强碱盐

弱酸强碱盐的实质是弱酸根离子和水作用生成弱酸和强碱，其水溶液呈碱性。

（二）强酸弱碱盐

强酸弱碱盐的实质是弱碱离子和水作用生成弱碱和强酸，其水溶液呈酸性。

（三）强酸强碱盐

强酸强碱盐，不发生水解，其水溶液呈中性。

（四）弱酸弱碱盐

弱酸弱碱盐可以发生水解，但是情况比较复杂，这里不做介绍。

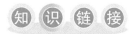 知识链接

弱酸强碱盐的水解为什么呈碱性？

以 $NaAc$ 为例，它在水中可完全电离为 Ac^- 和 Na^+，水也微弱的电离出 H^+ 或 OH^-。

$$NaAc \rightleftharpoons Na^+ + Ac^-$$

$$H_2O \rightleftharpoons H^+ + OH^-$$

Ac^- 和 H^+，很容易结合成弱电解质 HAc，由于 $[H^+]$ 减小，水的电离平衡向右移动，$[OH^-]$ 不断增大，最后当 H_2O 和 HAc 都达到新的电离平衡时，溶液中的 $[OH^-] > [H^+]$，所以溶液呈碱性。

弱碱强酸盐的水解与弱酸强碱盐的水解相似。

盐类水解在医药卫生方面有着重要应用。临床上治疗胃酸过多或者酸中毒使用碳酸氢钠，就是利用它水解使溶液呈碱性；治疗碱中毒使用氯化铵就是利用它水解使溶液呈酸性的作用；明矾 $[K_2SO_4 \cdot Al_2(SO_4)_3 \cdot 24H_2O]$ 净水的原理也是利用其在水中水解成氢氧化铝胶体吸附水中杂质这一作用；药品保存要求防水防潮，也是避免有些药物因水解而变质。

第四节 缓冲溶液

一、缓冲溶液的概念

课堂演示 6 – 3

测量表中各溶液的 pH，见表 6 – 4。

表 6 – 4 溶液 pH 的测定

试管号	1	2	3	4
溶液	蒸馏水 5mL	蒸馏水 5mL	0.1mol/L（HAc + NaAc）混合液 5mL	0.1mol/L（HAc + NaAc）混合液 5mL
pH	7	7	4.7 左右	4.7 左右
加入物	1mol/L HCl 1 滴	1mol/L NaOH 1 滴	1mol/L HCl 1 滴	1mol/L NaOH 1 滴
pH	3 左右	11 左右	4.7 左右	4.7 左右

结果表明，在纯水中加入盐酸，pH 会明显降低；在纯水中加入氢氧化钠，pH 会明显升高；在醋酸和醋酸钠的混合溶液中加入少量酸或者少量碱，pH 几乎不变。表明纯水没有抗酸抗碱的能力，而醋酸和醋酸钠混合溶液有抗酸抗碱能力。

能抵抗外来少量酸、碱或稀释而保持溶液的 pH 几乎不变的作用称为缓冲作用，具有缓冲作用的溶液称为缓冲溶液。

二、缓冲溶液的组成

缓冲溶液具有缓冲作用，是因为含有抗酸成分和抗碱成分，两者之间存在化学平衡。缓冲溶液是由弱酸及其对应的盐（如 HAc – NaAc）、弱碱及其对应的盐（如 $NH_3 \cdot H_2O$ – NH_4Cl）和多元弱酸的酸式盐及其对应的次级盐（如 NaH_2PO_4 – Na_2HPO_4）等组成。通常把具有缓冲作用的两种物质叫做缓冲对或缓冲系。表 6 – 5 是常见缓冲系的组成。

表 6 – 5 常见缓冲系的组成

缓冲系类型	缓冲系	抗碱成分	抗酸成分
弱酸及其对应的盐	HAc – NaAc	HAc	NaAc
	H_2CO_3 – $NaHCO_3$	H_2CO_3	$NaHCO_3$
弱碱及其对应的盐	$NH_3 \cdot H_2O$ – NH_4Cl	NH_4Cl	$NH_3 \cdot H_2O$
多元弱酸的酸式盐及其对应的次级盐	NaH_2PO_4 – Na_2HPO_4	NaH_2PO_4	Na_2HPO_4
	$NaHCO_3$ – Na_2CO_3	$NaHCO_3$	Na_2CO_3

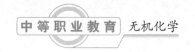

三、缓冲作用原理

现用 HAC - NaAc 组成的缓冲溶液为例分析缓冲作用的原理。在 HAc、NaAc 溶液中，存在下列电离：

$$HAc \rightleftharpoons H^+ + Ac^-$$

$$NaAc \rightleftharpoons Na^+ + Ac^-$$

由于 NaAc 完全电离，溶液中 [Ac$^-$] 较高，同时因同离子效应，使 HAc 的电离平衡向生成 HAc 的方向移动，降低了 HAc 的电离度。因此溶液中存在大量的 [HAc] 和 [Ac$^-$]。

当往该溶液加入少量酸时，Ac$^-$ 和外来 H$^+$ 结合生成弱电解质 HAc，消耗了外来的 H$^+$，使 HAc 的电离平衡向左移动，因此溶液中 H$^+$ 的浓度不会显著增大，溶液 pH 几乎不变。抗酸的离子方程式是：

$$Ac^- + H^+ \rightleftharpoons HAc$$

溶液中的 Ac$^-$ 起到对抗 [H$^+$] 增大的作用，所以 Ac$^-$（主要来自 NaAc）是抗酸成分。

当往溶液中加入少量碱时，溶液中 HAc 电离出来的 H$^+$ 和外来的 OH$^-$ 结合生成弱电解质 H$_2$O，使 HAc 的电离平衡向右移动。因此溶液中的 OH$^-$ 的浓度不会显著增大，溶液 pH 几乎不变。抗碱的离子方程式是：

$$HAc + OH^- \rightleftharpoons Ac^- + H_2O$$

溶液中的 HAc 起到对抗 [OH$^-$] 增大的作用，所以 HAc 是抗碱成分。

其他两类缓冲溶液的缓冲作用原理与上述原理类似。

缓冲溶液的缓冲作用是有限的，当加入大量的酸或碱时，溶液中的抗酸成分或抗碱成分消耗尽时，就会失去缓冲能力。

四、缓冲溶液的意义

缓冲溶液最重要的作用是控制和调整溶液的 pH。

缓冲溶液在工业、农业、生物学、医学、化学等方面都有很重要的用途。例如，在土壤中，由于含有 H$_2$CO$_3$ - NaHCO$_3$ 和 NaH$_2$PO$_4$ - Na$_2$HPO$_4$ 以及其他有机酸及其盐类组成的复杂缓冲体系，所以能使土壤维持一定的 pH，从而保证了植物的正常生长。但环境变化，如酸雨现象，会破坏土壤的缓冲体系。

又如人体血液的酸碱度能经常保持恒定（pH 为 7.35~7.45），虽然大部分依靠各种排泄器官将过多的酸、碱物质排出体外，但也因血液具有多种缓冲体系，以保持其本身和机体的酸碱平衡。在人体血液中的主要缓冲体系是 H$_2$CO$_3$ - NaHCO$_3$、血浆蛋白 - 血浆蛋白盐、血红蛋白 - 血红蛋白盐等。其中 $H_2CO_3 - NaHCO_3$ 缓冲对在血液中浓度最高，缓冲能力最强，对维持血液正常 pH 起到了重要的作用。

当人体代谢过程中产生的酸进入血液时，HCO_3^- 便立即与它结合生成 H_2CO_3，过量的 H_2CO_3 在随血液经过肺部时，以 CO_2 形式排出体外，所以血液 pH 不因酸性代谢物的进入而改变。当人体代谢过程中产生的碱进入血液时，血液中 H_2CO_3 的 H^+ 立即与它结合生成 H_2O。H^+ 的消耗由 H_2CO_3 电离来补充，H_2O 可通过肾、毛孔排出体外，所以血液 pH 不因碱性代谢物的进入而改变。

如果机体代谢发生障碍，体内积聚的酸或者碱过多，超过了缓冲能力的最大限度，血液的 pH 就会发生改变，结果会出现酸中毒或者碱中毒。微生物的培养、组织切片和细菌染色、血库中血液的冷藏、酶的活性的测定等都需要一定 pH 的缓冲溶液。

案例分析

平时我们进食的食物有酸性物质，也有碱性物质，人体内的酸碱性如何维持平衡？

分析：人体调节酸碱平衡主要有三个系统。第一是血液，当酸性或碱性物质进入血液后，血液缓冲体系在几秒钟内即可发生反应，约在 20 分钟内完成，其特点是作用较快，但只能将酸性或碱性物质强度减弱，而不能从根本上将其从体内清除；第二是肺，肺能排除 CO_2，从而降低体内挥发性酸的含量，当血液 pH 发生改变时，在 15~20 分钟内肺就能发挥出最大调节作用，但对非挥发性酸的调节作用弱；第三是肾脏，肾脏对机体酸碱平衡的调节最慢，约需数小时，甚至持续 3~5 天，从其调节能力来看，不论对酸或碱都有调节作用，能排除过多的酸或碱，所以，当肾功能障碍时，往往导致机体脱水、电解质及酸碱平衡的失调。

本章重点知识填空

1. 强电解质是＿＿＿＿＿＿＿＿；弱电解质是＿＿＿＿＿＿＿＿。

2. 电离平衡是＿＿＿＿＿＿＿＿＿＿＿＿＿＿＿＿＿＿＿。

3. 电离度是＿＿＿＿＿＿＿＿＿＿＿＿＿＿＿＿＿＿＿。

4. 溶液的酸碱性与 pH 的关系

中性溶液＿＿＿＿＿＿＿＿＿＿＿＿＿＿＿＿＿＿。

酸性溶液＿＿＿＿＿＿＿＿＿＿＿＿＿＿＿＿＿＿。

碱性溶液＿＿＿＿＿＿＿＿＿＿＿＿＿＿＿＿＿＿。

复习思考

一、选择题

1. 下列属于强电解质的是(　　)

    A. 碳酸　　　　　　　B. 硝酸钠　　　　　　C. 醋酸　　　　　　D. 氨水

2. 下列属于强酸弱碱盐的是(　　)

    A. 硫化钠　　　　　　B. 氯化钠　　　　　　C. 醋酸铵　　　　　D. 硫酸铵

3. 常温下，往纯水中加入少量的酸，水的离子积(　　)

    A. 增大　　　　　　　B. 先增大后减少　　　C. 不变　　　　　　D. 减小

4. 下列物质属于强酸的是(　　)

    A. 盐酸　　　　　　　B. 氯化钾　　　　　　C. 碳酸　　　　　　D. 醋酸

5. 在酸性溶液中，下列叙述正确的是(　　)

    A. 只有 H^+ 存在　　　　　　　　　　B. $pH \leqslant 7$

    C. $pH > 7$　　　　　　　　　　　　　D. $[OH^-] < [H^+]$

6. 临床治疗酸中毒应该选用(　　)

    A. Na_2SO_4　　　　　B. $NaHCO_3$　　　　　C. $NaOH$　　　　　D. $NaCl$

7. 酸性最强的溶液是(　　)

    A. $pH = 3$　　　　　　　　　　　　　B. $[H^+] = 1 \times 10^{-4} mol/L$

    C. $pH = 5$　　　　　　　　　　　　　D. $[OH^-] = 1 \times 10^{-13} mol/L$

8. 发生同离子效应时，会使弱电解质的电离度(　　)

    A. 增大　　　　　　　B. 先增大后减少　　　C. 先减小后增大　　D. 减小

9. $[OH^-] = 1 \times 10^{-5} mol/L$ 的溶液，pH 为(　　)

    A. 1　　　　　　　　　B. 3　　　　　　　　　C. 5　　　　　　　　D. 9

10. $[H^+] = 1 \times 10^{-6} mol/L$ 的溶液，pH 为(　　)

    A. 7　　　　　　　　　B. 4　　　　　　　　　C. 6　　　　　　　　D. 8

11. 在 $HAc \rightleftharpoons H^+ + Ac^-$ 平衡体系中，能使电离平衡向左移动的条件是(　　)

    A. 加盐酸　　　　　　B. 加氢氧化钠　　　　C. 加水　　　　　　D. 升高温度

12. 下列属于强碱弱酸盐的是(　　)

    A. 硝酸铜　　　　　　B. 氯化钾　　　　　　C. 醋酸铵　　　　　D. 碳酸钠

13. 在氨水溶液中加入下列哪种物质会发生同离子效应(　　)

    A. 盐酸　　　　　　　B. 醋酸钠　　　　　　C. 氯化铵　　　　　D. 硫酸

14. 下列物质因水解而产生碱性的是(　　)

    A. Na_2SO_4　　　　　B. $(NH_4)_2SO_4$　　　C. $NaHCO_3$　　　　D. $NaNO_3$

15. 对于"缓冲作用"的叙述，下面说法正确的是(　　)

    A. 能对抗外来酸或碱的作用

    B. 能对抗大量的酸或碱的作用

    C. 能对抗大量的酸或碱而保持溶液的 pH 几乎不变的作用

    D. 能对抗外来少量的酸或碱而保持溶液的 pH 几乎不变的作用

二、简答题

1. 在溶液导电性的实验装置里注入浓醋酸溶液时，灯光很暗，如果改用浓氨水，结果相同。可是把上述两种溶液混合起来实验时，灯光却十分明亮。为什么？

2. 日常生活中，人们每天要食入酸性或碱性物质，为什么正常人血液的 pH 总是维持在 7.35 ~ 7.45 这一范围内？

扫一扫，知答案

扫一扫，看课件

第 七 章

化学反应速率和化学平衡

【学习目标】

1. 掌握　浓度、压强、温度对化学平衡移动的影响；影响化学反应速率的因素。
2. 熟悉　可逆反应和化学平衡的概念。
3. 了解　化学反应速率的概念。
4. 运用　化学反应速率与化学平衡的基本原理解决实际问题。

　　研究化学反应时，常常涉及两方面的问题：一个是反应进行的快慢情况，即化学反应速率问题；另一个是化学反应进行的方向和程度，即有关化学平衡的问题。两者既有联系又互有不同，只有具备了化学反应速率和化学平衡的知识，才能更好的认识人体内的生理变化、药物在体内的生化反应及代谢作用，制备出适合于人体生理变化的药物，让药物在体内达到最有效的作用。

第一节　化学反应速率

　　不同的化学反应进行的快慢不同，有的反应瞬间即可完成，例如，火药的爆炸、强酸与强碱溶液的中和反应等。有的反应缓慢进行，如反应釜中乙烯的聚合需要几天、煤和石油的形成长达亿万年。为了定量地描述反应进行的快慢，引入化学反应速率的概念。

一、化学反应速率的概念

　　化学反应速率是指单位时间内反应物浓度的减少或生成物浓度的增加，用符号 $\bar{v}$ 表示。反应速率应为正值，其表达式为：

$$\overline{v} = \left|\frac{某反应物或生成物浓度变化值}{变化所需时间}\right| = \left|\frac{\Delta c}{\Delta t}\right| \qquad (7-1)$$

反应物或生成物的浓度用物质的量浓度（c）表示，单位常用 mol/L；时间一般用秒（s）、分钟（min）或小时（h）表示。因此，化学反应速率的单位是 mol/（L·s）、mol/（L·min）或者 mol/（L·h）。

对于同一化学反应，用不同物质的浓度变化表示反应速率，其数值可能不同。所以，表示化学反应速率时必须指明具体物质。大量实践证明，对于反应：

$$a\mathrm{A} + b\mathrm{B} = d\mathrm{D} + e\mathrm{E}$$

有如下关系：
$$\frac{v\,(\mathrm{A})}{a} = \frac{v\,(\mathrm{B})}{b} = \frac{v\,(\mathrm{D})}{d} = \frac{v\,(\mathrm{E})}{e} \qquad (7-2)$$

因此，同一化学反应，不同物质的反应速率之比，恰好等于反应方程式中各物质的系数之比。

例1 298K（25℃）时，N_2 和 H_2 在一定体积的容器里发生反应。反应开始时，测得 N_2 的浓度为 1.0mol/L，H_2 的浓度为 3.0mol/L；反应 4 秒时，测得 N_2 的浓度为 0.8mol/L，H_2 的浓度为 2.4mol/L。用不同物质表示该反应在 4 秒内的化学反应速率。

解：N_2 和 H_2 反应的化学方程式为：

$$\mathrm{N_2\,(g)} + 3\mathrm{H_2\,(g)} \rightleftharpoons 2\mathrm{NH_3\,(g)}$$

起始浓度（mol/L）　　1.0　　　3.0　　　　　　0

4 秒末浓度（mol/L）　0.8　　　2.4　　　　　0.4

用 N_2、H_2 和 NH_3 浓度的变化表示该反应的速率为：

$$\overline{v}\,(\mathrm{N_2}) = \left|\frac{\Delta c\,(\mathrm{N_2})}{\Delta t}\right| = \left|\frac{0.8 - 1.0}{4}\right| = 0.05\,\mathrm{mol/（L \cdot s）}$$

$$\overline{v}\,(\mathrm{H_2}) = \left|\frac{\Delta c\,(\mathrm{H_2})}{\Delta t}\right| = \left|\frac{2.4 - 3.0}{4}\right| = 0.15\,\mathrm{mol/（L \cdot s）}$$

$$\overline{v}\,(\mathrm{NH_3}) = \left|\frac{\Delta c\,(\mathrm{NH_3})}{\Delta t}\right| = \left|\frac{0.4 - 0}{4}\right| = 0.1\,\mathrm{mol/（L \cdot s）}$$

将三种物质的反应速率相比得：

$$\overline{v}\,(\mathrm{N_2}) : \overline{v}\,(\mathrm{H_2}) : \overline{v}\,(\mathrm{NH_3}) = 1:3:2。$$

二、有效碰撞理论及活化能

（一）有效碰撞

碰撞理论认为，化学反应发生的首要条件是反应物分子间必须相互发生碰撞。但是，并不是分子间所有的碰撞都能发生反应，只有反应物分子的能量超过某一值时，碰撞后才能反应。我们把能够发生反应的碰撞称为有效碰撞；不发生反应的碰撞称为弹性碰撞。

（二）活化分子与活化能

化学反应是旧键断裂与新键形成的过程，为了克服旧键断裂前的引力和新键生成前的斥力，相互碰撞的分子必须具有足够高的能量。具有较高能量并能发生有效碰撞的分子称为活化分子。

活化分子具有比一般分子高的能量。活化分子的最低能量（E^*）与反应物分子的平均能量（E）的差值称为活化能，用符号 E_a 表示。即：

$$E_a = E^* - E \tag{7-3}$$

活化能的大小取决于反应物的性质。对于某一具体的化学反应，在一定的条件下，反应物分子的平均能量、反应物活化分子的最低能量和活化能都是一定的。若改变条件使反应的活化能降低，化学反应速率将增大；反之，使活化能增大，化学反应速率将会减小。

三、影响化学反应速率的因素

影响化学反应速率的因素有内因和外因两方面。内因是反应物的组成、结构和性质，它是影响化学反应速率的决定因素。影响化学反应速率的外界因素主要有浓度、压强、温度和催化剂。下面主要讨论外界因素对化学反应速率的影响。

（一）浓度对化学反应速率的影响

在其他条件不变的情况下，物质在氧气中比空气中燃烧的剧烈，这是由于纯氧中氧气分子大约是空气中氧气分子的 5 倍。通过下面的实验，验证反应物浓度与化学反应速率的关系。

课堂演示 7 - 1

取两支试管，编号为①、②。在试管①中加入 0.1mol/L $Na_2S_2O_3$ 溶液 2mL；在试管②中加入 0.1mol/L $Na_2S_2O_3$ 溶液和蒸馏水各 1mL。然后分别在试管①和②中各加入 0.1mol/L H_2SO_4 溶液 2mL。观察反应现象。

$$Na_2S_2O_3 + H_2SO_4 = Na_2SO_4 + SO_2\uparrow + S\downarrow + H_2O$$

实验表明：试管①比试管②出现浑浊现象快。从实验过程可知，试管①中 $Na_2S_2O_3$ 溶液的浓度大于试管②。由此可见，反应物浓度越大，反应速率越快。

当温度一定时，对于某一化学反应来说，反应物活化分子百分数是一定的，反应物活化分子的浓度与反应物浓度和活化分子百分数成正比。增大反应物的浓度，单位体积内活化分子数增多，从而增加了反应物分子间的有效碰撞机会，导致反应速率加快；反之，反应速率将减小。

实验证明：当其他条件不变时，增大反应物的浓度，可以加快反应速率；减小反应物的浓度，反应速率将减小。

课堂互动

0.1mol/L $Na_2S_2O_3$ 溶液与 0.05mol/L $Na_2S_2O_3$ 溶液分别和 0.1mol/L H_2SO_4 溶液反应时，哪一个先出现浑浊呢？

（二）压强对化学反应速率的影响

一定温度下，压强的改变会导致气体体积发生变化，从而引起气体浓度的变化。因此，压强仅对有气体参加的化学反应速率有影响。

当温度一定时，一定量气体的体积与其压强成反比。如果气体的压强增大一倍，气体的体积缩小一半，单位体积内气体的分子数将增大一倍，则气体的浓度增加为原来的一倍。因此，增大压强，即增大了气体反应物的浓度，可以加快化学反应速率；减小压强，减小了气体反应物的浓度，降低了化学反应的速率。

由于压强的改变对固体和液体的体积影响很小，它们的浓度几乎没有改变。因此，一般来说，压强对固体或液体物质的反应速率没有影响。

（三）温度对化学反应速率的影响

一般来说，化学反应速率受温度的影响变化比较大。例如，炎热的夏季，放在室内的食物容易腐败变质，应保存在冰箱内；常温常压下，氢气与氧气混合很难生成水，若加热至600℃，反应瞬间完成。实验说明，温度是影响化学反应速率的重要因素。因此，升高温度，化学反应速率将增大；降低温度，化学反应速率将减小。

1884年，范特霍夫（Van't Hoff）对大量实验进行总结，归纳出一条近似规律：对于一般化学反应，如果反应物的浓度恒定，温度每升高10℃，化学反应速率将增加2～4倍。

升高温度能够加快反应速率，一方面，温度升高加快了分子的运动速度，分子间的有效碰撞次数增多；另一方面，温度升高增大了分子的平均能量，提高了活化分子的百分率，分子间的有效碰撞次数显著增加，从而导致反应速率增大。

在生产实践中，人们经常通过调节温度有效控制化学反应速率。例如，物质制备、药物合成等用加热的方法加快反应速率；一些疫苗及易变质的试剂，常常放置在阴凉处或保存在冰箱里，以减缓反应的进行，从而保证其质量。

（四）催化剂对化学反应速率的影响

催化剂是一种能改变化学反应速率而反应前后自身的组成、质量和化学性质不发生变化的物质。催化剂分为正催化剂和负催化剂。能够加快化学反应速率的催化剂称为正催化剂；能减慢反应速率的催化剂称为负催化剂（又称抑制剂）。一般不加说明都是指正催化剂。催化剂能改变反应速率的作用称为催化作用。

催化剂加快化学反应速率的根本原因，是改变了化学反应的途径，降低了反应的活化能，从而增大了活化分子的百分数，使有效碰撞次数增加，导致化学反应速率加快。

催化剂具有特殊的选择性和高度的专一性。一种催化剂通常只对某一反应或某一类型的反应有催化作用。例如，SO_2 与 O_2 反应生成 SO_3，用五氧化二钒（V_2O_5）作催化剂，反应速率可增大 1 亿多倍；医学上保存双氧水常加入少量乙酰苯胺，阻止其分解；酶是重要的生物催化剂，人体内快速、高效的生化反应都是酶的催化结果。淀粉酶促进淀粉的水解，脲酶催化尿素水解等。

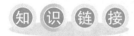

酶——生物体内的催化剂

生物体内的各种酶，是生物体内生命过程中的天然活体催化剂，对生物体内食物的消化、吸收及新陈代谢等过程，都起着非常重要的催化作用。

酶的种类很多，如淀粉、胃白蛋白酶、胰蛋白酶等。酶的选择性极强。

酶的另一特点是催化活性极高。例如，胃液中的胃蛋白酶能促进蛋白质的分解。在胃蛋白酶的催化下，当体温在约 37℃ 时，蛋白质能很快分解为氨基酸，而在体外和没有胃蛋白酶催化的情况下，欲使蛋白质进行同样的分解，必须在强酸下加热到 100℃，约 24 小时才能完全分解。

酶是蛋白质，性质不稳定，易中毒而失去活性，酶催化一般要求比较温和的条件。

第二节　化学平衡

一、可逆反应与化学平衡

（一）可逆反应

在一定条件下，有些反应一旦发生就能不断进行，直到反应物完全转变成生成物。我们把只能向一个方向进行的单向反应称为不可逆反应，化学方程式用"→"或"＝"来表示。例如，氯酸钾在二氧化锰的催化作用下制备氧气的反应：

$$2KClO_3 \xrightarrow[\triangle]{MnO_2} 2KCl + 3O_2 \uparrow$$

实际上，大多数化学反应在同一条件下，反应物能转变成生成物，同时生成物也能转变成反应物。例如，在一定条件下，氮气和氢气化合生成氨的反应：

$$N_2 + 3H_2 \rightleftharpoons 2NH_3$$

反应进行到一定程度，氮气与氢气合成氨的同时，氨又分解出氮气和氢气。像这种在同一条件下，同时向两个方向进行的化学反应称为可逆反应，反应方程式常用"$\rightleftharpoons$"表示。在可逆反应中，通常把从左向右的反应称为正反应，而从右向左的反应称为逆反应。

可逆反应的特点是：在密闭容器中反应不能进行到底，无论反应进行多久，反应物和生成物总是同时存在，反应物不可能全部转变为生成物。

（二）化学平衡

在一定条件下，合成氨的反应：

$$N_2 + 3H_2 \rightleftharpoons 2NH_3$$

反应刚开始时，容器中只有反应物，此时正反应速率（$v_正$）最大，逆反应速率（$v_逆$）为零；随着反应的进行，反应物的浓度不断减小，正反应速率将逐渐减小，同时由于生成物的浓度逐渐增加，逆反应速率也在增大。当反应进行到一定程度时，正反应速率和逆反应速率相等，此时单位时间内 N_2 和 H_2 减少的分子数恰好等于 NH_3 分解生成 N_2 和 H_2 的分子数，只要条件不变，N_2、H_2 和 NH_3 的浓度都保持不变，而且各物质的浓度不随时间变化。见图 7 - 1。

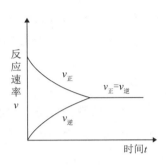

图 7 - 1　正、逆反应速率示意图

在一定条件下，可逆反应的正逆反应速率相等时，反应物和生成物的浓度不再随时间发生改变，反应体系所处的状态称为化学平衡状态，简称化学平衡。化学平衡是一定条件下可逆反应达到的最大限度。化学平衡是有条件的、相对的、暂时的平衡，随着条件的改变，正、逆反应速率也会发生变化，化学平衡将被破坏而发生移动，直至在新的条件下建立起新的平衡。化学平衡的主要特征是：

1. 动　化学平衡是一种动态平衡，在平衡状态下，可逆反应仍在进行。

2. 等　平衡状态下，正、逆向反应速率相等（$v_正 = v_逆$）。

3. 定　反应物和生成物浓度各自保持恒定，不再随时间而改变。

4. 变　化学平衡状态因外界条件的改变而发生变化。

二、化学平衡常数

（一）化学平衡常数

对于可逆化学反应：

$$aA + bB \rightleftharpoons dD + eE$$

在一定温度下，可逆反应达到平衡时，体系内各物质的平衡浓度并不相等，若各物质的平衡浓度分别用 ［A］、［B］、［D］、［E］表示，反应物和生成物的平衡浓度之间有如下关系：

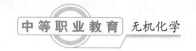

$$K_c = \frac{[\text{D}]^d \cdot [\text{E}]^e}{[\text{A}]^a \cdot [\text{B}]^b} \quad (K_c \text{为常数}) \tag{7-4}$$

上式称为化学平衡常数表达式。它表示在一定的温度下，可逆反应达到平衡时，生成物浓度幂的乘积与反应物浓度幂的乘积之比是一个常数（方次幂分别等于反应方程式中各物质的系数），该常数称为化学平衡常数。

对于气相反应来说，在恒温恒压下，气体的分压与浓度成正比，此时可用平衡时各气体的分压代替浓度。若上述反应中 A、B、D、E 均为气体，以 P_A、P_B、P_D、P_E 分别表示各气体的平衡分压，则化学平衡常数可表示为：

$$K_p = \frac{P_D^d \cdot P_E^e}{P_A^a \cdot P_B^b} \tag{7-5}$$

化学平衡常数是可逆反应进行程度的标志。K_c（K_p）值越大，表示平衡时生成物的浓度越大，正向反应的趋势越强，反之越弱。平衡常数只是温度的函数，而与浓度的变化无关。

（二）书写平衡常数应注意的事项

1. 平衡常数表达式中各物质的浓度，是平衡时各物质的浓度。

2. K 值的大小只与反应温度有关。温度不同，平衡常数也不相同。所以，可逆反应必须注明温度。

3. 平衡常数表达式与化学反应方程式相对应。化学方程式的书写形式不同，平衡常数表达式也不同。例如：

$$\text{N}_2\text{O}_4\ (\text{g}) \rightleftharpoons 2\text{NO}_2\ (\text{g}) \qquad K_c = \frac{[\text{NO}_2]^2}{[\text{N}_2\text{O}_4]}$$

$$\frac{1}{2}\text{N}_2\text{O}_4\ (\text{g}) \rightleftharpoons \text{NO}_2\ (\text{g}) \qquad K_c = \frac{[\text{NO}_2]}{[\text{N}_2\text{O}_4]^{\frac{1}{2}}}$$

4. 平衡常数表达式中，固态或纯液态物质的浓度可视为常数。例如：

$$\text{CaCO}_3\ (\text{s}) \rightleftharpoons \text{CaO}\ (\text{s}) + \text{CO}_2\ (\text{g}) \qquad K_c = [\text{CO}_2]$$

5. 在稀溶液中进行的反应，若反应中有水参加，水的浓度可以近似为常数，不写入平衡常数表达式中。例如：

$$\text{Cr}_2\text{O}_7^{2-} + \text{H}_2\text{O} \rightleftharpoons 2\,\text{CrO}_4^{2-} + 2\text{H}^+ \qquad K_c = \frac{[\text{CrO}_4^{2-}]^2\,[\text{H}^+]^2}{[\text{Cr}_2\text{O}_7^{2-}]}$$

6. 对于非水溶液的反应，有水参加或有水生成，水的浓度应写入平衡常数表达式中。例如：$\text{C}_2\text{H}_5\text{OH} + \text{CH}_3\text{COOH} \rightleftharpoons \text{CH}_3\text{COOC}_2\text{H}_5 + \text{H}_2\text{O}$

$$K_c = \frac{[\text{CH}_3\text{COOC}_2\text{H}_5]\,[\text{H}_2\text{O}]}{[\text{C}_2\text{H}_5\text{OH}]\,[\text{CH}_3\text{COOH}]}$$

（三）有关化学平衡的计算

1. 已知平衡浓度求平衡常数

例2 某温度下，可逆反应 CO（g）＋H_2O（g）$\rightleftharpoons$ CO_2（g）＋H_2（g）达到平衡时，各物质的浓度分别为：［CO］＝0.4mol/L，［H_2O］＝6.4mol/L，［CO_2］＝1.6mol/L，［H_2］＝1.6mol/L，求此反应的平衡常数。

解：　　　　　　　　　CO（g）＋H_2O（g）$\rightleftharpoons$ CO_2（g）＋H_2（g）

平衡浓度（mol/L）　　　0.4　　　　6.4　　　　　1.6　　　　1.6

由平衡常数表达式可得：$K_c = \dfrac{[CO_2][H_2]}{[CO][H_2O]} = \dfrac{1.6 \times 1.6}{0.4 \times 6.4} = 1$

答：此反应的平衡常数等于1。

2. 已知平衡浓度求初始浓度

例3 氨的合成反应 N_2（g）＋$3H_2$（g）$\rightleftharpoons$ $2NH_3$（g）。某温度下达到平衡时，测得各物质的浓度为：［N_2］＝4mol/L，［H_2］＝1mol/L，［NH_3］＝2mol/L（反应开始时NH_3的浓度为0），求反应开始时N_2和H_2的浓度？

解：设生成2mol/L NH_3需要消耗N_2和H_2的浓度分别为$x$mol/L和$y$mol/L。

$$N_2（g）＋3H_2（g）\rightleftharpoons 2NH_3（g）$$

　　　　　　　1　　　　　3　　　　　　2

　　　　　　　x　　　　　y　　　　　　2

所以，$1:2 = x:2$　　　$x = 1$mol/L

　　　　$3:2 = y:2$　　　$y = 3$mol/L

则开始时，［N_2］＝4mol/L＋1mol/L＝5mol/L；［H_2］＝1mol/L＋3mol/L＝4mol/L

答：开始时N_2和H_2的浓度分别为5mol/L和4mol/L。

三、化学平衡的移动

化学平衡是在一定条件下相对的、暂时的平衡状态。如果外界条件（如浓度、压力、温度等）发生变化，正、逆向反应速率不再相等，原来的平衡将被破坏，反应体系中各物质的浓度发生变化。反应经过一段时间后，新的条件下又达到了新的平衡状态。这种由于反应条件的改变，使可逆反应从一种平衡状态向另一种平衡状态转变的过程，称为化学平衡的移动。

影响化学平衡的外界因素主要有浓度、压力和温度。

（一）浓度对化学平衡的影响

可逆反应达到平衡后，在其他条件不变的情况下，改变任何一种反应物或生成物的浓度，都会使正、逆反应速率不再相等，导致化学平衡发生移动。

课堂演示 7－2

在 50mL 小烧杯中，滴入 0.3mol/L 的 $FeCl_3$ 溶液、1mol/L KSCN 溶液各 5 滴，再加入 15mL 蒸馏水，搅拌均匀后分别装在 4 支试管中。第一支试管中加入 1～3 滴 1mol/L 的 $FeCl_3$ 溶液，第二支试管中加入 1～3 滴 1mol/L 的 KSCN 溶液，第三支试管加入少许 KCl 晶体。观察三支试管颜色的变化，并与第四支试管比较。

$$FeCl_3 + 6KSCN \rightleftharpoons K_3[Fe(SCN)_6] （血红色） + 3KCl$$

由实验现象可知：第一、第二支试管中溶液的血红色加深，说明 $K_3[Fe(SCN)_6]$ 浓度增大；第三支试管颜色变浅，说明 $K_3[Fe(SCN)_6]$ 浓度减小。即增大反应物 $FeCl_3$ 和 KSCN 的浓度，化学平衡向正反应方向移动；增加生成物 KCl 的浓度，化学平衡向逆反应方向移动。

大量实验证明：在其他条件不变时，增大反应物浓度或减小生成物的浓度，化学平衡向着正反应的方向移动；增大生成物浓度或减小反应物的浓度，化学平衡向着逆反应方向移动。

在生产实践中，常采用增大反应物浓度（如加大低价原料的用量）或减小生成物浓度（即不断移走产物）的方法，以达到提高原料转化率的目的。

（二）压强对化学平衡的影响

可逆反应中，若反应前后气体的分子数不相等，在恒温下改变平衡体系的压强，气体反应物和生成物的浓度将会发生改变，导致化学平衡发生移动。平衡移动的方向取决于反应前后气体分子总数。例如：

$$2NO_2 （g） \rightleftharpoons N_2O_4 （g）$$

由化学方程式可知，消耗 2mol NO_2 才增加 1mol N_2O_4，反应前后气体分子数不相等，正反应是气体分子数减少或体积缩小的反应，逆反应是气体分子数增多或体积增大的反应。

根据大量的实验可以得出结论：在其他条件不变时，增大压强，化学平衡向着气体分子数减少的方向移动；减小压强，化学平衡向着气体分子数增加的方向移动。

对于反应前后气体分子数相等的可逆反应，改变压强平衡不发生移动。例如：

$$H_2 （g） + I_2 （g） \rightleftharpoons 2HI （g）$$

因为增大或减小压强对生成物和反应物产生的影响是相同的，所以平衡不发生移动。

压强对固体和液体的体积影响较小，所以只有固体和液体参加的可逆反应，改变压强平衡不发生移动。如果可逆反应中，既有气体物质又有固体、液体物质参加反应，根据反应前后气体分子数的变化，判断平衡移动的方向。例如：

$$CaCO_3 （s） \rightleftharpoons CaO （s） + CO_2 （g）$$

反应中固体 $CaCO_3$ 和 CaO 的体积与压强无关，CO_2 气体的体积随压强的改变而变化。所以增加压强，平衡向逆反应方向移动；减小压强，平衡向正反应方向移动。

（三）温度对化学平衡的影响

化学反应总是伴随着热现象的发生。对于可逆反应，如果正向反应是放热反应，则逆向反应一定是吸热反应，而且放出的热量和吸收的热量相等。对于给定的可逆反应，放出热量的反应称为放热反应，用"＋"号表示；吸收热量的反应称为吸热反应，用"－"号表示。例如：

$$2NO_2（g）\Longleftrightarrow N_2O_4（g）+56.9kJ$$

红棕色　　　　　无色

此反应正反应是放热反应，逆反应为吸热反应。

课堂演示 7－3

在两个连通的烧瓶里均充满 NO_2 和 N_2O_4 的混合气体，用夹子夹住橡皮管，其中一个烧瓶浸入热水中，另一个浸入到冰水中，见图 7－2。观察两只烧瓶中颜色的变化。

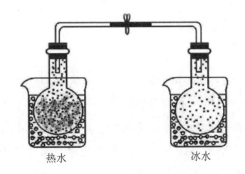

热水　　　　　冰水

图 7－2　温度对化学平衡的影响

实验结果显示：浸入热水中烧瓶气体的颜色加深，说明 NO_2 浓度增大，即升高温度平衡向着生成 NO_2 的方向（吸热方向）移动；浸入冰水中烧瓶气体的颜色变浅，说明 N_2O_4 浓度增大，即降低温度平衡向着生成 N_2O_4 的方向（放热方向）移动。

总结大量实验，得出如下结论：在其他条件不变时，升高温度，化学平衡向着吸热反应的方向移动；降低温度，化学平衡向着放热反应的方向移动。

课堂互动

1. 可逆反应 $2NO（g）+O_2（g）\Longleftrightarrow 2NO_2（g）$ 达到平衡时，温度不变，增大压强，平衡怎样移动？

2. 可逆反应$2CO(g) + O_2(g) \rightleftharpoons 2CO_2(g) + Q$达到平衡时，升高温度，平衡怎样移动？

根据浓度、压强、温度对化学平衡的影响，1884年法国科学家勒夏特列（Le Chatelier）总结出一条规律：在其他条件不变的情况下，如果改变影响平衡的任一条件（如浓度、压强或温度），平衡向着减弱这种改变的方向移动。这个规律称为勒夏特列原理，又称平衡移动原理。

例如，在平衡体系中，升高温度，平衡向着吸热反应的方向移动，即尽量降低体系的温度或消除升高的温度；当降低温度时，平衡向着放热反应的方向移动，尽量提高体系的温度或消除降低的温度。

勒夏特列原理只适用于已经达到平衡的体系，不适用非平衡体系。利用平衡移动原理，可以改变反应条件，使反应向着期望的方向进行。

催化剂对正、逆反应的影响程度相同。因此，对于可逆反应来说，催化剂不能破坏平衡状态，只能加快反应速率、缩短反应到达平衡状态所需要的时间。

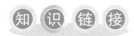

伟大的科学家——勒夏特列

勒夏特列（1850—1936）是法国化学家。他研究了水泥的煅烧和凝固、陶器和玻璃器皿的退火、磨蚀剂的制造以及燃料、玻璃和炸药的发展等问题。他对科学和工业之间的关系特别感兴趣，关心怎样从化学反应中得到最高的产率。勒夏特列还发明了热电偶和光学高温计，高温计可以顺利地测定3000℃以上的高温。此外，他研究乙炔，发明了氧炔焰发生器，迄今还用于金属的切割和焊接。

本章重点知识填空

一、化学反应速率

1. 化学反应速率：_____表示，符号为v。

2. 影响反应速率的因素主要有：_____。

3. 有效碰撞指_____；_____称为弹性碰撞。

4. 活化分子是指_____的分子。

二、化学平衡

1. 可逆反应：_____反应。

2. 化学平衡： _____。

3. 化学平衡的特点： _____、_____、_____、_____。

4. 平衡常数书写： K_c_____

5. 化学平衡的移动： _____过程。

6. 影响化学平衡移动的条件： _____、_____、_____。

7. 平衡移动原理： _____。（勒夏特勒原理）

复习思考

一、选择题

1. 对液体间的反应速度影响最小的是(   )

    A. 温度   B. 压强   C. 浓度   D. 催化剂

2. 用铁片与稀硫酸反应制取氢气时，下列措施能使氢气生成速度加大的是(   )

    A. 加水   B. 加入少量 CH_3COONa 固体

    C. 不用铁片，改用铁粉   D. 不用稀硝酸，改用98％浓硫酸

3. 可逆反应中加入催化剂能够(   )

    A. 使化学平衡移动   B. 缩短到达化学平衡所需的时间

    C. 使平衡向右移动   D. 改变平衡时混合物的组成

4. 木炭燃烧时，不能加快反应速率的是(   )

    A. 增大 O_2 浓度   B. 增大压强

    C. 增加木炭的质量   D. 将木炭粉碎

二、填空题

1. 如果反应物的浓度恒定，温度每升高10℃，化学反应速率将_____。

2. 催化剂加快化学反应速率的根本原因，是降低了反应的_____。

3. 在其他条件不变时，升高温度，化学平衡向_____的方向移动；降低温度，化学平衡向_____的方向移动。

三、简答题

1. 影响化学平衡的因素有哪些？

2. 什么是化学平衡的移动？平衡移动的原理是什么？

扫一扫，知答案

扫一扫，看课件

第八章

氧化还原反应

【学习目标】

1. 掌握 氧化还原反应的特征、实质及概念。
2. 熟悉 氧化剂和还原剂的概念，常见的氧化剂和还原剂。
3. 了解 简单氧化还原反应方程式的配平及步骤。

氧化还原反应是一类重要的化学反应，在工农业生产、科学研究和日常生活中具有重要的意义，并且与医药卫生、生命活动密切相关。如药品生产、药物分析中维生素 C 的含量测定，卫生检验中化学耗氧量的测定，利用过氧化氢消毒杀菌，饮用水残留氯的监测及人体内的代谢过程等都离不开氧化还原反应。因此，氧化还原反应在药品生产、分析、经营及使用过程中非常重要。

第一节　氧化还原反应的基本概念

一、氧化还原反应的特征及实质

（一）氧化还原反应的特征

人们对于氧化还原反应的认识，经历了一个由浅入深、由表及里、由现象到本质的过程。我们已经学习的氧化还原反应是从得氧失氧的角度来定义的，即物质得到氧的反应是氧化反应，物质失去氧的反应是还原反应。例如氢气还原氧化铜的反应：

$$\underset{\text{得到氧,被氧化}}{\overset{\text{失去氧,被还原}}{CuO+H_2=\!\!=\!\!=Cu+H_2O}}$$

在反应中氧化铜失去氧，生成单质铜发生还原反应，氢气得到氧生成水发生氧化反应。像这样一种物质被氧化，同时另一种物质被还原的反应，称为氧化还原反应。如果从元素化合价的升降分析上述反应：

$$\underset{\text{化合价升高,被氧化}}{\underline{\overset{\overset{\text{化合价降低,被还原}}{\overline{\quad\qquad\qquad}}}{\overset{+2}{Cu}\overset{0}{O}+\overset{0}{H_2}==\overset{0}{Cu}+\overset{+1}{H_2}O}}}$$

可以看出，反应中铜元素的化合价由氧化铜中的 +2 价变为单质铜的 0 价，化合价降低，我们说氧化铜被还原；氢元素的化合价由氢气单质中的 0 价变为水中的 +1 价，化合价升高，我们说氢气被氧化。

由此可知，物质所含元素化合价升高的反应是氧化反应，物质所含元素化合价降低的反应是还原反应。即凡是有元素化合价升降的化学反应，就是氧化还原反应。

用化合价升降的观点不仅能分析有氧元素参加的反应，还能分析一些没有氧元素参加的氧化还原反应。

因此，氧化还原反应的特征是，反应前后元素化合价有升降变化。

课堂互动

下列反应是氧化还原反应吗？

$Zn + 2HCl == ZnCl_2 + H_2 \uparrow$ （　　　　）

$CaCO_3 + 2HCl == CaCl_2 + H_2O + CO_2 \uparrow$ （　　　　）

（二）氧化还原反应的实质

元素化合价的改变，是由于发生了电子的得失或电子对的偏移而产生的。为了进一步认识氧化还原反应的实质，下面分析金属钠和氯气的反应。

金属钠和氯气在加热条件下发生反应：

$$\underset{\text{得到1}e\times 2,\text{被还原}}{\underline{\overset{\overset{\text{失去1}e\times 2,\text{被氧化}}{\overline{\quad\qquad\qquad}}}{2\overset{0}{Na}+\overset{0}{Cl_2}==2\overset{+1}{N}\overset{-1}{aCl}}}}$$

钠原子最外电子层有一个电子，氯原子最外电子层有 7 个电子。当钠与氯气反应时，钠原子失去 1 个电子成为钠离子 Na^+，化合价由 0 价升到 +1 价；氯原子得到 1 个电子成为氯离子 Cl^-，化合价由 0 价降到 -1 价。反应过程中，发生了电子的转移，钠和氯的化合价发生了改变。

但也有一些反应，元素化合价的改变，不是由于电子的得失（即转移）引起的，而是由于共用电子对的偏移产生的。例如氢气与氯气的反应，生成的氯化氢是共价化合物，没有得失电子，而是共用电子对偏向氯原子、偏离氢原子，共用电子对的偏移也能引起元素化合价发生升降变化。这类反应同样属于氧化还原反应。

$$\overset{\overset{\text{化合价升高，被氧化}}{\overbrace{\qquad\qquad}}}{\underset{\underset{\text{化合价降低，被还原}}{\underbrace{\qquad\qquad}}}{\overset{0}{H_2} + \overset{0}{Cl_2} == 2\overset{+1\ -1}{HCl}}}$$

化学反应方程式中，可以用箭头表明反应前后同一元素的原子得到或失去的电子，还可以用箭头表示不同元素的原子间电子转移（或偏移）的情况。

$$\overset{\overset{2e}{\overbrace{\qquad\qquad}}}{\underset{\text{失电子}\qquad\quad\text{得电子}}{2\overset{0}{Na} + \overset{0}{Cl_2} == 2\overset{+1\ -1}{NaCl}}}$$

从上面讨论可见，氧化还原反应的实质是：化学反应中发生了电子的得失或共用电子对的偏移。因此，凡有电子转移（或电子对偏移）的反应就是氧化还原反应。物质电子的反应是氧化反应；物质得到电子的反应是还原反应。

二、氧化剂和还原剂

氧化还原反应中，一种物质失去电子，必定有另一种物质得到电子，这两个相反的过程，在一个反应里同时发生和相互依存。

（一）氧化剂和还原剂

氧化还原反应中，凡是能得到电子（或化合价降低）的物质称为氧化剂。氧化剂在氧化还原反应中本身被还原，使其他物质被氧化，具有氧化性。凡是失去电子（或化合价升高）的物质称为还原剂。还原剂在氧化还原反应中本身被氧化，而使其他物质被还原，具有还原性。

例如，在酸性溶液中，$KMnO_4$ 测定 H_2O_2 含量的反应：

$$2\underset{\text{氧化剂}}{K\overset{+7}{Mn}O_4} + 5\underset{\text{还原剂}}{H_2\overset{-1}{O}_2} + 3H_2SO_4 == 2\overset{+2}{Mn}SO_4 + K_2SO_4 + 5\overset{0}{O}_2\uparrow + 8H_2O$$

上述反应中，$KMnO_4$ 中的 Mn 的化合价从 $+7$ 价降到 $+2$ 价，得到电子，被还原成 Mn^{2+}，所以 $KMnO_4$ 是氧化剂；H_2O_2 中的 O 的化合价由 -1 价升高到 0 价，失去电子，被氧化成 O_2，故 H_2O_2 是还原剂。

氧化剂一般是具有较高化合价的某元素的化合物，该元素化合价有降低的趋势，易被还原。还原剂是具有较低化合价的某元素的化合物，其化合价有升高的趋势，易被氧化。

某元素的化合价处于最低价，则该化合物只能作还原剂。反之，某元素的化合价处于最高价，则该化合物只能作氧化剂。因此，某元素的化合价处于其最高价和最低价之间时，该物质在反应中既可以作氧化剂，也可以作还原剂。

课堂互动

指出下列物质哪些可以作氧化剂、还原剂，哪些既能做作氧化剂又能做还原剂？

H_2O_2、$KMnO_4$、$Na_2S_2O_3$、KI、Fe、$K_2Cr_2O_7$、H_2SO_4、H_2S

（二）医药上常见的氧化剂和还原剂

1. 过氧化氢（H_2O_2）　　纯净的过氧化氢是无色黏稠的液体，可与水以任意比例混合，其水溶液俗称双氧水。常温下，极纯的过氧化氢相当稳定，但其水溶液不稳定，受热、见光、接触灰尘等均易分解为水和氧气。

$$2H_2O_2 =\!=\!= 2H_2O + O_2 \uparrow$$

过氧化氢有消毒杀菌作用，医药上常用 30g/L 的过氧化氢水溶液作为外用消毒剂，清洗伤口、洗耳或漱口。市售的过氧化氢溶液的浓度为 300g/L，有较强的氧化性，对皮肤有很强的刺激作用，用于皮肤消毒杀菌时必须稀释后再用。

2. 高锰酸钾（$KMnO_4$）　　高锰酸钾在医药上俗称 PP 粉，为深紫色、有光泽的晶体，易溶于水。高锰酸钾是强氧化剂，医药上常用其稀溶液作外用消毒剂。通常 1 ~ 5g/L 的 $KMnO_4$ 溶液用于洗涤创伤，0.125g/L 的 $KMnO_4$ 溶液用于坐浴。

3. 硫代硫酸钠（$Na_2S_2O_3$）　　常用的硫代硫酸钠含 5 个结晶水（$Na_2S_2O_3 \cdot 5H_2O$）俗称海波或大苏打，为无色晶体，易溶于水，具有还原性，医药上用于治疗慢性荨麻疹或解毒剂。

4. 碘化钾（KI）　　是一种常用的化学试剂，具有还原性，生物碱、蛋白质等的检验常利用它的还原性。KI 还是一种常用的药物，不但用于配制碘酊，还可以用于治疗甲状腺肿大，对慢性关节炎、动脉硬化等症也有疗效。

第二节　氧化还原反应方程式的配平

一、配平方法

我们已经学过用观察法、最小公倍数法和奇数配偶法配平化学反应方程式。一些简单的氧化还原反应，也可以用观察法配平。本节重点介绍用电子得失（或化合价升降）的方法配平氧化还原反应。配平的原则如下：

1. 还原剂失去电子的总数（或化合价升高的总数）与氧化剂得到电子的总数（或化合价降低的总数）相等。

2. 反应前后元素的种类和原子个数相等。

二、配平步骤

根据氧化还原反应的配平方法，以高锰酸钾和盐酸溶液的反应为例，讨论配平步骤。

1. 根据实验事实，正确书写化学反应方程式，反应物与生成物之间用"——"连接。

$$KMnO_4 + HCl —— MnCl_2 + Cl_2 \uparrow + KCl + H_2O$$

2. 标出氧化剂和还原剂中化合价发生变化元素的化合价。

$$\overset{+7}{K}MnO_4 + \overset{-1}{H}Cl —— \overset{+2}{Mn}Cl_2 + \overset{0}{Cl_2} \uparrow + KCl + H_2O$$

3. 用双桥表示法，标出每分子氧化剂和还原剂得失电子总数，失去电子用"－"表示，得到电子用"＋"表示。

$$\overset{+7}{K}MnO_4 + \overset{-1}{H}Cl —— \overset{+2}{M}Cl_2 + \overset{0}{Cl_2} \uparrow + KCl + H_2O$$

（n + 5e ； － 1e × 2）

4. 氧化还原反应中，得电子总数和失电子总数相等，求出得失电子的最小公倍数，并将相应的系数写在箭头指向的化学式的前面。

$$\overset{+7}{K}MnO_4 + \overset{-1}{H}Cl —— 2\overset{+2}{Mn}Cl_2 + 5\overset{0}{Cl_2} \uparrow + KCl + H_2O$$

（+ 5e × 2 ； （－ 1e × 2）× 5）

5. 用观察法确定反应式中其他物质的系数（先配平化合价有变化的元素，再配平其他元素，最后配平氢和氧），并将"——"改为"＝＝"。

$$2KMnO_4 + 16HCl ＝＝ 2MnCl_2 + 5Cl_2 \uparrow + 2KCl + 8H_2O$$

课堂互动

用电子得失法配平下列化学反应方程式：

1. $Na + H_2O —— NaOH + H_2 \uparrow$

2. $Cu + HNO_3（稀）—— Cu（NO_3）_2 + NO + H_2O$

本章重点知识填空

1. 物质所含元素_____的反应是氧化反应，物质所含元素_____是还原反应。即凡是有元素_____的化学反应，就是氧化还原反应。

2. 氧化还原反应的实质是：_____。因此，凡有_____的反应就是氧化还原反应。物质_____电子的反应是氧化反应；物质_____电子的反应是还原反应。

3. 氧化还原反应中，凡是_____的物质称为氧化剂。氧化剂在氧化还原反应中本身被_____，使其他物质被_____，具有_____性。凡是_____的物质称为还原剂。还原剂在氧化还原反应中本身被_____，而使其他物质被_____，具有_____性。

复习思考

一、选择题

1. 下列关于氧化还原反应的叙述错误的是(　　)

    A. 反应中元素化合价有升降变化　　　　B. 氧化还原反应中不一定有氧参加

    C. 反应中发生了电子的转移　　　　　　D. 反应中一定有氧参加

2. 下列关于氧化剂的叙述错误的是(　　)

    A. 在反应中被氧化　　　　　　　　　　B. 在反应中所含元素化合价降低

    C. 在反应中被还原　　　　　　　　　　D. 在反应中得到电子

3. 下列物质中只能作氧化剂的是(　　)

    A. S　　　　　　　　B. SO_2　　　　　　　　C. H_2S　　　　　　　　D. H_2SO_4

4. 下列物质中只能作还原剂的是(　　)

    A. H_2O_2　　　　　　B. SO_3　　　　　　　　C. H_2S　　　　　　　　D. $KMnO_4$

5. 下列物质中即可作氧化剂又可作还原剂的是(　　)

    A. $K_2Cr_2O_7$　　　　　B. S　　　　　　　　C. H_2S　　　　　　　　D. Fe

6. 对于反应 $Zn + CuSO_4 == Cu + ZnSO_4$ 的反应(　　)

    A. 氧化剂是 $CuSO_4$　　　　　　　　　B. 氧化剂是 Zn

    C. 还原剂是 $CuSO_4$　　　　　　　　　D. 还原剂是 Cu

7. 有关 SO_2 叙述正确的是(　　)

    A. 只能作氧化剂　　　　　　　　　　　B. 既可作氧化剂又可作还原剂

    C. 只能作还原剂　　　　　　　　　　　D. 不发生氧化还原反应

    E. 物质所含元素化合价升高的反应是还原反应

8. 下列反应中，同一种物质既作氧化剂又作还原剂的是(　　)

    A. $SO_2 + H_2O == H_2SO_3$　　　　　　　B. $Cl_2 + H_2O == HCl + HClO$

    C. $2F_2 + 2H_2O == 4HF + O_2\uparrow$　　　　D. $2Na + 2H_2O == 2NaOH + H_2\uparrow$

9. 某元素在化学反应中由化合态变为游离态，则该元素(　　)

    A. 一定被氧化　　　　　　　　　　　　B. 既没有被氧化又没有被还原

    C. 既可能被氧化又可能被还原　　　　　D. 一定被还原

10. 下列粒子不具有氧化性的是(　　　)

    A. Cl^- B. Cl_2 C. H^+ D. O_2

二、填空题

1. 在氧化还原反应中,把物质失去电子的反应称为_____反应,失去电子的物质称为_____;物质得到电子的反应称为_____反应,得到电子的物质称为_____。

2. 在 $Cl_2 + H_2O === HCl + HClO$ 的反应中,_____是氧化剂,_____是还原剂,_____是氧化产物,_____是还原产物。

3. 在 $2H_2S + SO_2 === 2H_2O + 3S\downarrow$ 反应中,_____得到电子,化合价_____,_____是氧化剂;_____失去电子,化合价_____,_____是还原剂。

4. $KMnO_4$用作_____剂,$Na_2S_2O_3$用作_____剂。30g/L H_2O_2水溶液外用作_____。

5. 氧化还原反应方程式的配平原则是_____和_____。

三、简答题

1. 配平反应:$HClO —— HCl + O_2\uparrow$,并指出反应中的氧化剂、还原剂、氧化产物、还原产物、被氧化的物质、被还原的物质。

2. 用电子得失法配平反应:

(1) $Fe + HCl —— FeCl_2 + H_2\uparrow$

(2) $Na_2S_2O_3 + I_2 —— Na_2S_4O_6 + NaI$

扫一扫,知答案

扫一扫，看课件

第九章

配位化合物

第一节 配位化合物的基本概念

配位化合物简称配合物。已知配合物的品种超过数百万，是一个庞大的化合物家族。在生物体内，植物中参与光合作用的叶绿素、哺乳动物体内传输氧气的血红素以及维生素 B_{12}，它们分别是含有镁离子、亚铁离子和钴离子的配合物。在医药中，配合物作为药物排除体内过量或有害元素，可以治疗各种金属代谢障碍性疾病；许多金属配合物还具有抗微生物和抗癌等生理作用。因此，配合物是一类较为复杂并且应用广泛的重要化合物。

一、配合物的定义及组成

（一）配合物的定义

课堂演示 9 – 1

向盛有硫酸铜水溶液的试管里加入氨水，首先形成蓝色沉淀，继续添加氨水，沉淀溶解，得到深蓝色的透明溶液。若加入极性较小的溶剂（如乙醇），将析出深蓝色的晶体。

向 $CuSO_4$ 溶液里逐滴加入氨水，形成难溶物的原因是氨水呈碱性，可与 Cu^{2+} 生成难溶的 $Cu(OH)_2$：

$$Cu^{2+} + 2NH_3 \cdot H_2O \Longrightarrow Cu(OH)_2 \downarrow + 2NH_4^+$$

实验证明，上述实验中得到的深蓝色晶体是 $[Cu(NH_3)_4]SO_4 \cdot H_2O$。而且无论是在氨水溶液中还是在晶体中，深蓝色都是由于存在 $[Cu(NH_3)_4]^{2+}$。在 $[Cu(NH_3)_4]^{2+}$ 中，Cu^{2+} 与 NH_3 分子之间的化学键是配位键。Cu^{2+} 和 4 个 NH_3 分子通过配位键，形成了较稳定的 $[Cu(NH_3)_4]^{2+}$ 离子。

$$\left[\begin{array}{c} NH_3 \\ \downarrow \\ H_3N \rightarrow Cu \leftarrow NH_3 \\ \uparrow \\ NH_3 \end{array} \right]^{2+}$$

上述反应如下：

$$Cu\ (OH)_2 + 4NH_3 \cdot H_2O \rightleftharpoons [Cu\ (NH_3)_4]^{2+} + 4H_2O + 2OH^-$$

蓝色沉淀 　　　　　　　　深蓝色溶液

通常把由金属阳离子（或原子）与一定数目中性分子或阴离子（称为配体）以配位键结合，形成的复杂离子称为配离子，含有配离子的化合物称为配合物。

特别指出，配合物和复盐组成上非常相似，但在水溶液中，复盐能完全电离成简单离子，配合物则不能完全电离成简单的离子。在水溶液中，水合硫酸铝钾 $KAl(SO_4)_2 \cdot 12H_2O$ 和硫酸四氨合铜（Ⅱ）$\{[Cu(NH_3)_4]SO_4\}$ 的电离方程式如下：

$$KAl(SO_4)_2 \rightleftharpoons K^+ + Al^{3+} + 2\,SO_4^{2-}$$

$$[Cu(NH_3)_4]\,SO_4 \rightleftharpoons [Cu(NH_3)_4]^{2+} + SO_4^{2-}$$

因此，$KAl(SO_4)_2 \cdot 12H_2O$ 是复盐，而 $[Cu(NH_3)_4]SO_4$ 是配合物。

课堂互动

请你想一想：配合物和复盐有何区别？

（二）配合物的组成

配合物是结构复杂的化合物。一般由内界和外界两部分组成。内界是配离子，它是中心原子（金属离子或原子）和配体通过配位键形成的，书写时加以方括号；外界是与内界带相反电荷的简单离子。当配合物内界是电中性时，此类配合物没有外界，例如 $[Fe(CO)_5]$。以硫酸四氨合铜（Ⅱ）为例说明配合物的组成。见图 9 - 1。

1. 中心原子　中心原子是能够接受电子的原子或离子，通常为过渡金属元素的阳离子，也可以是中性原子或阴离子，如 $[Co(NH_3)_6]^{3+}$ 中的 Co（Ⅲ）、$[Ni(CO)_4]$ 中的 Ni（0）和 $H[Co(CO)_4]$ 中的 Co（- Ⅰ）。此外，少数高氧化态的非金属元素也能作为中心原子，如 SiF_6^{2-} 中的 Si（Ⅳ）。

2. 配体　在配离子中，中心体通过配位键结合的阴离子或中性分子称为配体。配体中能提供孤对电子的原子是配位原子，其孤对电子与中心体共用，以配位键结合形成配离子。常

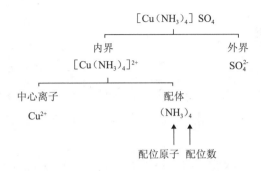

图 9-1 [Cu(NH₃)₄] SO₄ 的组成

见的配体有 NH_3、F^-、Cl^-、I^-、H_2O、CN^-、SCN^- 等,其中 N、F、Cl、I、O、C、S 原子提供孤对电子或 π 电子,直接与中心原子键合,分别是这些配体所对应的配位原子。

3. 配位数 一个中心原子所具有的配位键数目,称为该中心原子的配位数。一般中心原子的配位数为 2、4、6。常见中心原子的配位数见表 9-1。

表 9-1 常见中心离子的配位数

中心原子	配位数
Ag^+、Cu^+、Au^+	2
Cu^{2+}、Zn^{2+}、Hg^{2+}、Ni^+、Co^{2+}、Pt^{2+}	4
Fe^{2+}、Fe^{3+}、Co^{3+}、Cr^{3+}、Al^{3+}、Ca^{2+}	6

二、配合物的分类

根据配体的特点,配合物分为简单配合物和螯合物两类。只含有一个配位原子的配体称为单齿配体,如 NH_3、X^-、H_2O 和 CN^- 等,这类配体形成的配合物习惯称为简单配合物。含有 2 个或 2 个以上配位原子的配体称为多齿配体,多齿配体中 2 个或 2 个以上配位原子与同一个中心原子配位,形成包括中心原子在内的环状结构,这类配合物称为螯合物。如乙二胺 ($H_2NCH_2CH_2NH_2$,en)和乙二胺四乙酸(简称 EDTA)分别是常用的 2 齿和 6 齿配体,其结构如图 9-2 所示。

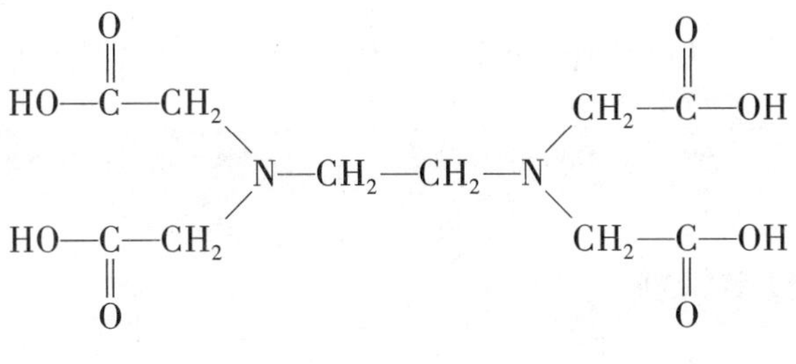

图 9-2 乙二胺四乙酸(简称 EDTA)

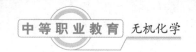

三、配合物的命名

（一）配离子的命名

中心原子与配体之间用"合"字连接，表示配位键；中心原子的化合价可由配离子电荷、配体电荷和配体数目算出，用罗马数字在"（）"中标明；没有外界的配合物，中心原子的化合价不必标明。

配离子的命名方式：配体数（中文数字表示）–配体名称–合–中心原子（化合价用罗马数字表示），有的配离子习惯用简称。例如：

$[Ag(NH_3)_2]^+$　　　二氨合银（Ⅰ）配离子（银氨配离子）

$[Cu(NH_3)_4]^{2+}$　　四氨合铜（Ⅱ）配离子（铜氨配离子）

$[Fe(CN)_6]^{3-}$　　　六氰合铁（Ⅲ）配离子

$[Fe(CN)_6]^{4-}$　　　六氰合铁（Ⅱ）离子

（二）配合物的命名

配合物的命名与无机化合物的命名原则基本相同，阴离子在前，阳离子在后，称"某化某""某酸某"或"氢氧化某"等。

配离子为阳离子时配合物命名顺序：外界离子名称（或加"化"字）–配离子名称。

$[Cu(NH_3)_4]SO_4$　　　硫酸四氨合铜（Ⅱ）

$[Ag(NH_3)_2]OH$　　　氢氧化二氨合银（Ⅰ）

$[Co(NH_3)_6]Cl_3$　　　氯化六氨合钴（Ⅲ）

配离子为阴离子时配合物命名顺序：配离子名称–酸–外界离子名称，例如：

$K_3[Fe(CN)_6]$　　　六氰合铁（Ⅲ）酸钾

$K_4[Fe(SCN)_6]$　　　六硫氰合铁（Ⅱ）酸钾

$K_2[HgI_4]$　　　　　四碘合汞（Ⅱ）酸钾

配合物的命名比较复杂，对于一些常见的配合物，习惯用简称。例如：$[Cu(NH_3)_4]SO_4$简称为硫酸铜氨；$K_3[Fe(CN)_6]$简称铁氰化钾；$K_4[Fe(CN)_6]$简称亚铁氰化钾。

课堂互动

请命名下列配合物：$[Co(NH_3)_6]Cl_3$、$NH_4[SbCl_6]$、$K_2[HgI_4]$、$[Cu(NH_3)_4]SO_4$、$K_3[Fe(SCN)_6]$

四、配合物的稳定常数

配合物分子中，内界和外界以离子键结合，在溶液中完全电离。对于配离子，中心离子和配位体之间以配位键相结合，比较稳定。在硫酸四氨合铜（Ⅱ）溶液中，加入硫化钠溶液，有黑色的硫化铜生成，说明溶液中还有少量铜离子存在。由此可知，配离子的稳定性是相对的，配离子在溶液中可以微弱地解离出中心离子和配位体，同时中心离子和配位体又可以结合成配离子。例如，$[Cu(NH_3)_4]^{2+}$ 在溶液中的平衡关系如下：

$$Cu^{2+} + 4NH_3 \underset{解离}{\overset{配合}{\rightleftharpoons}} [Cu(NH_3)_4]^{2+}$$

在一定条件下，配合反应和解离反应的速率相等时的状态，称为配位平衡。上述平衡常数的表达式为：

$$K_稳 = \frac{[Cu(NH_3)_4^{2+}]}{4[Cu^{2+}][NH_3]}$$

$K_稳$ 称为配离子的稳定常数。$K_稳$ 越大，说明生成配离子的倾向性越大，配离子解离的程度越小，配离子的稳定性也越大。

需要说明的是，正如我们在本章第一节所讲过的，方括号 [ ] 表示配合物的内界；另一方面，平衡浓度也一直用方括号 [ ] 表示。这里，在平衡常数表达式中的方括号 [ ] 只表示平衡浓度，让我们暂时忽略它"表示内界"的用途。

配合物的稳定常数通常都比较大，为了便于书写，常用其对数值 $\lg K_稳$ 来表示。表 9-2 列出了常见配离子的 $\lg K_稳$ 值。

表 9-2　常见配离子的 $\lg K_稳$ 值

配离子	$[Fe(SCN)_6]^{3-}$	$[Ag(NH_3)_2]^+$	$[Zn(NH_3)_4]^{2+}$	$[Cu(NH_3)_4]^{2+}$
$\lg K_稳$	3.36	7.05	9.46	13.32

第二节　螯合物

一、螯合物的特点

螯合物是具有稳定环状结构的特殊配合物。能与中心原子形成螯合物的多齿配体称为螯合剂。例如，乙二胺与铜离子形成了五元环状结构的稳定配离子 $[Cu(en)_2]^{2+}$，反应方程式如下：

在螯合物的结构中，一定有 2 个或 2 个以上的配位原子提供多对孤对电子与中心离子形成配位键。"螯"表示像螃蟹一样用两只螯钳紧紧夹住中心离子。螯合物一般具有五元或六元环的结构，比一般配位化合物稳定。因此，螯合物具有较高的稳定常数。一些常见金属离子与乙二胺四乙酸（EDTA）所形成螯合物的 $\lg K_稳$ 值见表 9-3（其中 Y^{4-} 为乙二胺四乙酸根）。

表 9-3　常见金属离子与 EDTA 形成螯合物的稳定常数

配离子	AgY^{3-}	CdY^{2-}	ZnY^{2-}	PbY^{2-}	CuY^{2-}	FeY^{-}
$\lg K_稳$	7.32	16.50	16.50	18.04	18.8	25.10

EDTA 和金属离子的螯合反应迅速，并且生成的螯合物结构稳定、易溶于水。因此，临床上常用 EDTA 作解毒剂，治疗机体重金属（Pb^{2+}、Pt^{2+}、Hg^{2+}、Cd^{2+}）中毒。分析化学上，利用 EDTA 进行配位滴定，测定某些药物中金属离子的含量。在药物制剂工作中，使用螯合物掩蔽金属离子，消除金属离子对药物氧化的催化作用。目前，螯合物在医药上越来越受重视。另外，在生化检验、药物分析、环境监测等方面也经常用到螯合物。

二、螯合物的形成

（一）形成螯合物的条件

1. 中心离子必须具有空轨道，能接受配位体提供的孤对电子。

2. 螯合剂必须含有 2 个或 2 个以上能给出孤对电子的配位原子。

3. 配位原子之间应间隔 2 个或 3 个其他原子，以便形成稳定的五元或六元环结构。

（二）常见的螯合剂

常见的螯合剂有乙二胺、氨基乙酸、乙二胺四乙酸等，其中应用最广的是乙二胺四乙酸（简写 EDTA）。EDTA 与铜离子螯合时，每分子 EDTA 上 2 个氨基的氮原子和 4 个羧基上的氧原子，都可以提供一对未共用的电子对和中心离子配位，因此，形成了由 5 个五元环组成的更复杂的多环螯合物。乙二胺四乙酸与铜离子螯合物的结构式如下：

螯合剂 EDTA 可以简写成 H_4Y，它在冷水中溶解度较小，常用其二钠盐 $Na_2H_2Y \cdot 2H_2O$ 作为配位滴定的标准溶液。

临床上螯合剂除用作解毒剂外，还可以利用螯合剂调节金属离子在体内的平衡。例如，维生素 B_{12} 是含钴的螯合物，对恶性贫血有防治作用；胰岛素是含锌的螯合物，对调节体内的物质代谢（尤其是糖类代谢）有重要作用。现已研发出结合锌的基质蛋白酶抑制剂，用于治疗癌症和炎症。

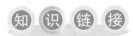

人体中的配合物

螯合物在自然界广泛存在，并且对生命有着重要的作用。例如，血红素是含铁的螯合物，它在体内起着输送氧气的作用。微量元素氨基酸螯合物既是机体吸收金属离子的主要形式，又是动物体内合成蛋白质的中间物质，直接供给微量元素氨基酸螯合物，吸收速度比无机盐快 $2 \sim 6$ 倍。矿物质进入人体后，先与氨基酸结合，细胞才能加以吸收，这个过程称做螯合过程。矿物质和维生素密不可分，身体缺乏矿物质，维生素不能代谢；少了矿物质，吃再多的维生素也起不到作用。

本章重点知识填空

一、配合物的基本概念

1. 配合物是含有_____的化合物，配离子由 与一定数_____以配位键结合而成。

2. 配离子的命名：_____ － _____ －合－_____。

3. $K_稳$：配合物的稳定常数值_____，配合物越稳定，反之，配合物越易分解。

二、螯合物

1. 螯合物是由_____与_____结合而成的具有稳定环状结构的配合物。能与中心原子形成螯合物多齿配体称为_____。

2. 螯合剂形成条件是_____。

复习思考

一、选择题

1. 向下列配合物的水溶液中加入 $AgNO_3$ 溶液，不能生成 $AgCl$ 沉淀的是( )

    A. $[Co(NH_3)_4Cl_2]Cl$ B. $[Co(NH_3)_3Cl_3]$

    C. $[Co(NH_3)_6]Cl_3$ D. $[Co(NH_3)_5Cl]Cl_2$

2. 下列不属于配合物的是(　　)

    A. $[Cu(H_2O)_4]SO_4 \cdot H_2O$ B. $[Ag(NH_3)_2]OH$

    C. $Na_2CO_3 \cdot 10H_2O$ D. $Na[Al(OH)_4]$

3. 下列各种说法中错误的是(　　)

    A. 形成配位键的条件是一方有空轨道，一方有孤对电子

    B. 配位键是一种特殊的共价键

    C. 配位化合物中的配体可以是分子也可以是阴离子

    D. 共价键的形成条件是成键原子必须有未成对电子

4. 配合物 $K_3[Fe(CN)_6]$ 中，中心离子的化合价是(　　)

    A. $+3$ B. -3 C. $+6$ D. -6

5. 配合物 $[Cu(NH_3)_4]SO_4$ 的中心离子是(　　)

    A. Cu^+ B. Cu^{2+} C. $[Cu(NH_3)_4]^{2+}$ D. SO_4^{2-}

6. 配合物 $[Zn(NH_3)_4]Cl_2$ 的中心离子的配位数是(　　)

    A. 2   B. 3   C. 4   D. 5

7. 最常见的螯合剂配体是(　　)

    A. SCN^- B. Cl^- C. EDTA   D. NH_3

二、简答题

1. 命名下列配合物，指出配合物的内界、外界、中心离子、配体及配位原子和配位数。

（1）$[Co(NH_3)_5H_2O]Cl_3$ （2）$K_2[PtCl_6]$

（3）$[Pt(NH_3)_2Cl_2]$ （4）$NH_4[SbCl_6]$

2. 根据下列化合物的名称写出配合物的化学式。

（1）二氯化四氨合锌（Ⅱ）   （2）硫酸四氨合铜（Ⅱ）

（3）氢氧化二氨合银（Ⅰ）   （4）六氰合铁（Ⅲ）酸钾

3. 在稀硝酸银溶液中依次加入氯化钠溶液、氨水、稀盐酸，会导致沉淀和溶解交替产生。请解释原因，并写出化学反应方程式。

扫一扫，知答案

扫一扫，看课件

第十章

卤族元素

【学习目标】

1. 熟悉　卤素的通性；卤素单质的物理性质和化学性质。
2. 了解　卤素的重要化合物卤化氢和氢卤酸、卤素的含氧酸及其盐。

元素周期表中第ⅦA族元素，包括氟（F）、氯（Cl）、溴（Br）、碘（I）、砹（At）五种元素，总称为卤族元素，简称"卤素"，"卤素"希腊原文是"成盐元素"的意思，因为这些元素是典型的非金属，它们皆与典型的金属——碱金属化合生成典型的盐而得名。

由于卤素单质具有很高的化学活性，它们在自然界不可能以游离态存在，而是以稳定的卤化物形式存在。常见的氯化物，如 $NaCl$、KCl、$MgCl_2$ 等存在于海水或岩盐中；溴化物较少，常与氯化物共存；碘富积于海带、海藻中；砹是放射性元素，自然界含量极少，在此不作介绍。

第一节　卤素的通性

卤族元素的原子外层电子构型都是 ns^2np^5，即它们原子的最外电子层有 7 个电子。由于元素的化学性质主要决定于原子的电子层结构，特别是最外层电子，它们有了相同的外层电子构型，就必然有相同的性质。卤素的一些重要性质见表 10-1。

卤素在周期表中的位置表明它是各周期中非金属性最强的元素，整族元素都是典型的非金属元素。

表 10 - 1 卤族元素的基本性质

元素名称	氟	氯	溴	碘
元素符号	F	Cl	Br	I
原子序数	9	17	35	53
外层电子构型	$2s^2 2p^5$	$3s^2 3p^5$	$4s^2 4p^5$	$5s^2 5p^5$
化合价	-1, 0	-1, 0, +1, +3, +5, +7	-1, 0, +1, +3, +5, +7	-1, 0, +1, +3, +5, +7
原子半径（10^{-10}m）	0.64	0.99	1.14	1.33
电负性	3.98	3.16	2.96	2.66

卤素的非金属性是指它们在发生化学反应时容易得到一个电子，形成稳定电子层结构，因此，通常情况下显示的化合价是 -1 价。卤素是ⅦA 族元素，它们的最高正化合价应是 +7 价。事实上，氯、溴和碘都有 +7 价化合物，例如，$HClO_4$ 中的氯表现为 +7 价。氟只有 -1 价，没有正化合价。氯、溴和碘还有 +1、+3 和 +5 等化合价。

卤素都有气态氢化物，它们的通式是 HX，这里的 X 就是一个卤原子，例如 HF、HCl、HBr、HI 等。气态氢化物又称卤化氢，卤化氢的水溶液称氢卤酸，都显酸性。

第二节　卤素的单质

一、物理性质

卤素单质都是非极性的双原子分子（X_2）。它们的一些重要物理性质见表 10 - 2。由于它们都是非极性分子，因此，除氟外，它们在极性溶剂（水）中的溶解度都不大，氯和溴的水溶液称氯水和溴水。氟剧烈地分解水而放出氧气。卤素单质较易溶于非极性或极性较弱的有机溶剂中。所有卤素均有刺激性气味，强烈刺激眼、鼻、喉、气管的黏膜，吸入较多卤素单质的蒸气会引起严重中毒，甚至造成死亡，所以使用时应注意安全。它们的毒性从氟到碘减轻。

氯气的水溶液称为氯水，含有次氯酸，具有消毒杀菌作用。自来水中散发的就是消毒剂次氯酸的气味。

卤素单质分子间仅靠色散力结合，所以它们的熔点、沸点较低，从氟到碘随着分子量的增大而升高。

表 10 - 2　卤族单质的物理性质

元素	F$_2$	Cl$_2$	Br$_2$	I$_2$
状态	气	气	液	固
颜色	浅黄	黄绿	红棕	紫黑
熔点（K）	53.56	172.16	265.96	386.86
沸点（K）	84.96	238.46	331.16	456.16
溶解度（mol/L，20℃）	—	0.090（气）	0.21	1.3×10^{-3}

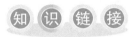

碘酊的配制

医药上用酒精溶解碘制取碘酊（也称碘酒）。在配制碘酒时加入适量的碘化钾，可使碘的溶解度增大，减少碘的挥发。其反应方程式是：

$$I_2 + KI = KI_3$$

碘酊广泛用作医药上外用消毒剂。

二、化学性质

化学活泼性是卤素单质的重要特性，它们都具有氧化性。其中 F$_2$、Cl$_2$、Br$_2$ 均为强氧化剂，I$_2$ 是中等强度的氧化剂。它们能与许多金属、非金属单质及还原性物质发生反应，主要化学性质表现在以下几方面。

（一）与金属的反应

氟能强烈地与所有金属作用、氯也能与各种金属作用，但有些反应需要加热，反应也较剧烈。溴和碘能与大部分金属（除 Pt、Au 外）化合，但反应缓慢，例如：

$$2Fe + 3Cl_2 \xrightarrow{\triangle} 2FeCl_3$$

灼热的细铜丝在氯气中燃烧，产生棕黄色的烟：

$$Cu + Cl_2 = CuCl_2$$

（二）与非金属的反应

氟与非金属的作用常常是猛烈的，氯也能与大多数非金属元素直接化合，但反应的剧烈程度不如氟。磷与氯气反应，氯气充足时生成五氯化磷，氯气不足时产物是三氯化磷：

$$2P + 5Cl_2（过量）\xrightarrow{点燃} 2PCl_5$$

$$2P + 3Cl_2 = 2PCl_3（白雾）$$

溴和碘也有类似的作用，但反应的剧烈程度又较氯差。

103

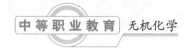

（三）与氢气反应

在很低的温度下（20K，即 -253℃），氟与氢在黑暗中就能猛烈化合。氯和氢的混合气体在黑暗中是安全的，因为反应进行很慢。当强光照射或加热时，氯和氢立即反应并发生爆炸：

$$Cl_2 + H_2 == 2HCl$$

溴和碘与氢化合需在高温时进行，并且 HI 的反应是可逆反应。例如：

$$I_2 + H_2 \xrightarrow{高温} 2HI$$

（四）与水反应

氟遇水发生剧烈反应。

$$2F_2 + 2H_2O == 4HF + O_2 \uparrow$$

氯气的水溶液称为"氯水"。Cl_2 与 H_2O 反应如下：

$$Cl_2 + H_2O == HClO + HCl$$

此反应 Cl_2 既是氧化剂又是还原剂，属于自身氧化还原反应，又称作歧化反应。HClO不稳定，易分解放出氧气，受热或光照时分解速度加快。

$$2HClO == 2HCl + O_2 \uparrow$$

常温下，1 体积水能溶解约 2 体积的氯气，新制的氯水因为氯气浓度大而显黄绿色。氯水中含有 HClO，具有杀菌、漂白作用，常用于消毒自来水、纸张和纺织品的漂白。

溴和水反应与氯气相似，但反应的活性程度要小得多，碘和水几乎不发生反应。

（五）与碱反应

氯气与碱溶液反应，生成氯化物、次氯酸盐和水。

例如氯气与氢氧化钠溶液的反应用于实验室制备 Cl_2 时吸收多余的 Cl_2。

$$Cl_2 + 2NaOH == NaCl + NaClO + H_2O$$

Cl_2 与石灰乳 $[Ca(OH)_2]$ 的反应，是工业上生产漂白粉的主要方法。

$$2Cl_2 + 2Ca(OH)_2 == Ca(ClO)_2 + CaCl_2 + 2H_2O$$

（六）卤素单质间的置换反应

卤素单质的氧化能力及相应卤离子的还原能力从大到小顺序如下：

氧化能力　$F_2 > Cl_2 > Br_2 > I_2$

还原能力　$I^- < Br^- < Cl^- < F^-$

所以，氟能把氯、溴、碘从它们相应的固态卤化物中置换出来；氯能把溴和碘从它们的卤化物溶液中置换出来；溴只能把碘从它们的卤化物溶液中置换出来。其主要反应如下：

$$Cl_2 + 2NaBr == 2NaCl + Br_2$$

$$Cl_2 + 2KI == 2KCl + I_2$$

$$Br_2 + 2KI = 2KBr + I_2$$

课堂演示 10 – 1

取试管两支各加入少许碘，分别加入蒸馏水和氯仿，振荡试管，观察现象。

实验显示，加入蒸馏水的试管颜色浅，加入氯仿的试管颜色深。因为碘不易溶于水，而易溶于有机溶剂，如氯仿。

课堂演示 10 – 2

试管中加入淀粉溶液 1mL，再加入 0.1mol/L 碘化钾溶液 1mL，振荡试管，观察现象。然后滴入 1mL 溴水，振荡试管，观察现象。

实验显示，加入 0.1mol/L 碘化钾溶液 1mL，无现象发生。然后滴入 1mL 溴水，淀粉溶液显蓝色，$Br_2 + 2KI = 2KBr + I_2$。

I_2 与淀粉溶液显蓝色，利用这一特性，可作为 I_2 和淀粉的检验方法。

课堂互动

为什么氯气可以使湿润的淀粉 – 碘化钾试纸变蓝？

第三节　卤素的重要化合物

一、卤化氢

（一）卤化氢的性质

卤素单质与氢气直接反应生成卤化氢。卤化氢皆为无色、有刺激性气味的气体，在空气中会"冒烟"，这是因为卤化氢与空气中的水蒸气结合形成了酸雾。表 10 – 3 列举了卤化氢的一些比较重要的常数。

表 10 – 3　卤化氢的物理性质

性质	HF	HCl	HBr	HI
熔点（K）	189.9	158.2	184.5	222.2
沸点（K）	292.54	188.1	206	237.62
生成热（kJ/mol）	-268.8	-92.3	-36.25	+25.95
溶解度	35.3	42	49	57

从表中可以看出，卤化氢的性质依 HCl、HBr、HI 的次序有规律地变化着，例如它们

的熔点、沸点随着分子量的增加而升高。因为随着分子量的增加，分子间作用力逐渐增大。而 HF 的熔点、沸点反常得高，主要是由于 F 元素的电负性大，原子半径小，致使 HF 分子间存在着氢键，性质表现"异常"。

卤化氢都是极性分子，故它们都易溶于水。273K（0℃）时，1 体积的水可溶解 500 体积的氯化氢，其水溶液称为氢卤酸。通式为 HX。它们均为无色液体，酸性按 HF、HCl、HBr、HI 的顺序依次增强，后三者都是强酸。而氢氟酸的酸性较弱（298K 时，$K_a = 3.5 \times 10^{-4}$）。习惯上称氢氯酸为盐酸。

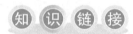

盐酸

　　纯净的盐酸是无色透明的溶液。市售的浓盐酸密度为 1.19kg/L，浓度 $\omega_{HCl} = 0.37$，约为 12mol/L，具有氯化氢的刺激性气味，这种盐酸中的氯化氢容易从溶液中挥发出来，与空气中的水分形成酸雾，因此也称它发烟盐酸。工业用的盐酸因含杂质而显黄色。

　　盐酸是重要的三大无机强酸之一，具有酸的一般通性。医药上，中草药有效成分的提取、药品合成等常用盐酸。人的胃液里，含盐酸约 5g/L（ρ_{HCl}），它能促进食物的消化和杀死各种病菌。若盐酸在胃液中的浓度增加，则引起胃酸过多，可服用少量的 $NaHCO_3$、MgO 或氢氧化铝凝胶。相反地，胃液中的胃酸不够时，可内服适量极稀盐酸来补充。

　　实验室常用浓硫酸与氯化钠共热，制备 HCl 气体。

$$2NaCl + H_2SO_4 \ （浓） == Na_2SO_4 + 2HCl\uparrow$$

（二）卤离子（X^-）的检验

卤素离子（除 F^- 外）与硝酸银溶液反应，产生沉淀。此沉淀在稀硝酸中不溶，即证明溶液中存在 X^- 离子。

$$Ag^+ + Cl^- == AgCl\downarrow （白色）$$
$$Ag^+ + Br^- == AgBr\downarrow （浅黄色）$$
$$Ag^+ + I^- == AgI\downarrow （黄色）$$

二、氯的含氧酸及其盐

卤素中除氟元素外，氯、溴、碘都能形成化合价为 +1、+3、+5、+7 四种类型的含氧酸及其盐，其中氯的含氧酸有 HClO（次氯酸）、$HClO_2$（亚氯酸）、$HClO_3$（氯酸）和

$HClO_4$（高氯酸）。这里只介绍氯的含氧酸及其盐的性质及有关用途。

（一）次氯酸（$HClO$）及其盐

氯气和水作用生成次氯酸和盐酸：

$$Cl_2 + H_2O == HClO + HCl$$

次氯酸具有刺鼻的气味，仅存在于溶液中，浓溶液呈黄色（溶有氯气），稀溶液无色。次氯酸是极弱的酸，室温下其 $K_a = 2.95 \times 10^{-8}$，次氯酸很不稳定。

$$2HClO == 2HCl + O_2 \uparrow$$

次氯酸具有很强的氧化性和杀菌漂白作用，其盐类可用作漂白剂和消毒剂，能使有色布条、品红溶液褪色。氯气具有漂白和杀菌能力就是它与水作用生成次氯酸，而完全干燥的氯气无此性质。

氯气与比较便宜的碱——$Ca(OH)_2$ 反应，则生成大家所熟知的漂白粉，该反应在 298K（25℃）进行。

$$2Cl_2 + 2Ca(OH)_2 == Ca(ClO)_2 + CaCl_2 + 2H_2O$$

漂白粉是次氯酸钙和碱式氯化钙的混合物，次氯酸钙是漂白粉的有效成分。使用时，加酸可使 $Ca(ClO)_2$ 转变成 $HClO$，发挥其漂白和消毒作用。例如，先将棉织物浸入漂白粉溶液中，然后再用稀酸溶液处理。二氧化碳能从漂白粉中将弱酸 $HClO$ 置换出来，所以浸泡过漂白粉的织物，在空气中晾晒也能产生漂白作用。

漂白粉在空气中放置时会逐渐失效，这是因为它与空气中的水和二氧化碳作用生成 $HClO$，而 $HClO$ 不稳定立即分解。

$$Ca(ClO)_2 + H_2O + CO_2 == CaCO_3 + 2HClO$$

$$2HClO == 2HCl + O_2 \uparrow$$

（二）氯酸（$HClO_3$）及其盐

氯酸仅存在于溶液中。浓度达到 40% 即分解，含量更高时，迅速分解并发生爆炸。

$$3HClO_3 == 2O_2 \uparrow + Cl_2 \uparrow + HClO_4 + H_2O$$

氯酸是强酸，其强度接近盐酸和硝酸。氯酸是强氧化剂。

氯酸钾和氯酸钠是重要的氯酸盐。在催化剂存在时，$KClO_3$ 加热分解产生氧气，这是实验室制备氧气的一种方法。

$$2KClO_3 \xrightarrow[\triangle]{MnO_2} 2KCl + 3O_2 \uparrow$$

$KClO_3$ 是强氧化剂，与易燃物质（如硫、磷、碳等）混合后，经摩擦或撞击会发生爆炸，利用这一性质，可以制造炸药、烟火及火柴等。

本章重点知识填空

一、卤素的通性

第ⅦA族元素包括＿＿＿＿＿＿＿＿5种元素。原子外层电子构型都是＿＿＿＿＿＿，最外电子层有＿＿＿＿＿＿个电子，整族元素都是典型的＿＿＿＿＿＿元素。

二、卤素单质

卤素单质都是非极性的＿＿＿＿＿＿分子。均有＿＿＿＿＿＿气味，有＿＿＿＿＿＿。化学性质表现在与＿＿＿＿＿、＿＿＿＿＿反应，与＿＿＿＿＿反应，与＿＿＿＿＿反应，与＿＿＿＿＿反应及卤素单质间的＿＿＿＿＿＿反应等。

三、卤素的重要化合物

1. 卤离子的鉴别：与＿＿＿＿＿＿溶液反应。

2. 卤素含氧酸及其盐

（1）次氯酸及其盐：次氯酸不＿＿＿＿＿＿、易＿＿＿＿＿＿，有很强的＿＿＿＿＿＿性和＿＿＿＿＿＿作用。漂白粉是＿＿＿＿＿＿＿＿＿＿的混合物。

（2）氯酸及其盐：氯酸仅存在于＿＿＿＿＿＿中，有强的＿＿＿＿＿＿性，氯酸是＿＿＿＿＿＿酸，酸性近于＿＿＿＿＿＿。＿＿＿＿＿＿＿＿＿＿是重要的氯酸盐。

（3）高氯酸及其盐：浓高氯酸不＿＿＿＿＿＿，受热易＿＿＿＿＿＿＿，遇＿＿＿＿＿易爆炸，在无机酸中酸性＿＿＿＿＿＿＿＿＿＿。

复习思考

一、选择题

1. 下列物质中属于纯净物的是（　　　　）

    A. 氯水　　　　　　B. 氯化氢　　　　　　C. 盐酸　　　　　　D. 漂白粉

2. 氯气通入水中能杀死水中的细菌，起杀菌作用的物质是（　　　　）

    A. 氯气　　　　　　B. 盐酸　　　　　　C. 次氯酸　　　　　　D. 氧气

3. 将下列溶液加入到KI溶液中，再滴入四氯化碳，震荡，四氯化碳层不呈紫红色的是（　　　　）

    A. 氯水　　　　　　B. 三氯化铁　　　　　　C. 碘水　　　　　　D. 硝酸钾溶液

4. 含有下列哪种分子或离子的试剂加入到含有 Br^- 的溶液中可将 Br^- 氧化为 Br_2（　　　　）

    A. I_2　　　　　　B. I^-　　　　　　C. Cl_2　　　　　　D. Cl^-

5. 碘缺乏病遍及全球。为了控制该病的发生，较为有效的方法是食盐中加碘。碘是合成下列哪种激素的主要原料之一（　　　　）

A. 甲状腺激素　　　　B. 胰岛素　　　　　C. 雌激素　　　　　D. 生长激素

二、简答题

1. 如何用化学方法区别 NaCl、NaBr 和 KI 三种无色溶液，写出反应的化学方程式。

2. 实验室制备氧气和氯气时都用到二氧化锰，二氧化锰在两个反应里各起什么作用？

3. 指出下列化合物中氯原子的化合价：

（1）HClO　　　（2）KClO$_3$　　　（3）Ca(Cl)$_2$　　　（4）HClO$_4$　　　（5）NaCl

4. 氯水为什么有漂白作用？干燥的氯气是否有漂白作用？

5. 为什么碘难溶于水，而易溶于 KI 溶液？

扫一扫，知答案

扫一扫，看课件

第十一章

碱金属和碱土金属

【学习目标】

1. 掌握　碱金属和碱土金属的性质及其重要化合物。
2. 熟悉　金属的物理性质和化学性质，金属的活动顺序。
3. 了解　硬水及其硬水软化。

第一节　金属的通性

在元素周期表中绝大部分是金属元素，现已知的 109 种元素中，87 种是金属，22 种是非金属。金属元素的化学键都是金属键，在性质上有许多相似性，容易失去最外层的电子成为阳离子而显金属性。各种金属的化学活泼性相差很大，碱金属和碱土金属就是最活泼的金属，不活泼的金属在金属活动顺序表中位于氢之后。本章主要介绍碱金属和碱土金属的性质。

一、金属的物理性质

（一）金属的光泽

当可见光照射在金属晶体表面时，大多数金属会出现明亮的呈银白色光泽，少数金属的光泽和颜色不相同。如金为黄色，铜为赤红色。但金属为粉末时，就没有光泽，呈暗灰色或黑色。

（二）导电性和导热性

金属含有大量的自由电子，因此，大多数金属具有良好的导电性和导热性。其中银和铜的导电性、导热性最好，铝次之。

（三）延展性

大多数金属具有延展性。当受到外力作用时，可以被抽成丝或压成片、膜。少数金属如锑、铋、锰等，性质较脆，没有延展性。

（四）密度、硬度、熔点

金属的结构不同，他们在密度、硬度、熔点等性质方面也有较大的差异。例如，大部分金属的密度较大，但锂、钠、钾的密度小于水；钾、钠硬度较小可以用小刀切割，钨和铬却非常坚硬；钨的熔点较高，而常温下汞是液体。

二、金属的化学性质

多数金属元素的原子价电子数小于4，一般金属原子半径较大，原子核对价电子的引力较小。因此，发生化学反应时，越容易失去价电子形成阳离子，表现出还原性。容易失去电子的金属，其化学性质就越活泼，还原性也越强。几种常见金属活动顺序表如下：

$$K > Ca > Na > Mg > Al > Zn > Fe > Ni > Sn > Pb > (H) > Cu > Hg > Ag > Pt > Au$$

金属活动性由强逐渐减弱

（一）与氧气的反应

金属能与氧气和其他活泼非金属反应。与金属反应的难易和其活泼性有关。金属越活泼，反应越容易进行。例如，常温下，钠在空气中燃烧，生成过氧化钠：

$$2Na + O_2 =\!=\!= Na_2O_2$$

铝箔在氧气中剧烈燃烧，发出耀眼的白光，并放出大量的热。

$$4Al + 3O_2 =\!=\!= 2Al_2O_3$$

镁、铝在空气中表面发生缓慢的反应，形成氧化膜而失去金属光泽。由于氧化膜阻止金属内部继续氧化，所以镁和铝都有较强的抗腐蚀能力。

活动表氢后金属与氧气反应较难，金、铂等金属在较高温度下也不与氧气反应。

（二）与水、酸的反应

金属活动顺序中，排在氢以前的金属大多能与水、酸反应，排在氢以后的金属则不能反应。金属的活泼性不同，反应的难易、剧烈程度有较大的差异。较活泼的金属与酸反应更容易。

$$Zn + 2HCl =\!=\!= ZnCl_2 + H_2 \uparrow$$

课堂互动

说说金属铜是否能与盐酸反应，生成氢气。

（三）与盐的反应

金属活动顺序中，排在前面的活泼金属能把它后面的金属从其盐溶液中置换出来。如：

$$Fe + CuSO_4 \rightleftharpoons FeSO_4 + Cu \downarrow$$

第二节　碱金属和碱土金属

元素周期表中ⅠA族元素（除氢外），包括锂（Li）、钠（Na）、钾（K）、铷（Rb）、铯（Cs）、钫（Fr）六种元素，他们氧化物的水化物都是强碱，故称为碱金属。ⅡA族元素包括铍（Be）、镁（Mg）、钙（Ca）、锶（Sr）、钡（Ba）、镭（Ra）六种元素，钙、锶、钡氢氧化物在水中显碱性，但溶解度不大，而又难熔融的金属氧化物，类似"土性"Al_2O_3的性质，故ⅡA族元素常称为碱土金属。锂、铍、铷、铯是稀有金属，钫和镭是放射性元素。

一、碱金属和碱土金属的通性

碱金属和碱土金属的次外层均为8电子的稳定结构，价电子构型为ns^1和ns^2，他们是活泼的金属，在自然界以化合态存在。

碱金属和碱土金属具有银白色（铍为灰色）金属光泽，密度小，硬度和熔点低，均能导热和导电。碱土金属的密度、硬度和熔点高于碱金属。

碱金属和碱土金属元素，从上至下，随着核电荷数增多，原子半径增大，失电子能力逐渐增强，金属性逐渐增强。碱金属元素的金属性大于碱土金属。

碱金属和碱土金属元素容易失去价电子，形成+1和+2价的阳离子，表现出很强的还原性。

表11-1　碱金属、碱土金属元素的主要性质

元素名称	锂	钠	钾	铷	铯	铍	镁	钙	锶	钡
元素符号	Li	Na	K	Rb	Cs	Be	Mg	Ca	Sr	Ba
原子序数	3	11	19	37	55	4	12	20	38	56
原子半径（10^{-10}m）	1.52	1.53	2.27	2.47	2.65	1.11	1.60	1.97	2.15	2.17
熔点（℃）	181	98	64	39	29	1278	649	839	769	725
沸点（℃）	1347	887	774	688	678	2970	1090	1484	1384	1640
价态	+1	+1	+1	+1	+1	+2	+2	+2	+2	+2
电负性	1.0	0.9	0.8	0.8	0.8	1.6	1.3	1.0	1.0	0.9
金属性	活泼	很活泼	很活泼	很活泼	很活泼	较活泼	活泼	很活泼	很活泼	很活泼
碱性	强碱	强碱	强碱	强碱	强碱	两性	中强碱	强碱	强碱	强碱

二、碱金属和碱土金属的化学性质

碱金属和碱土金属单质最突出的化学性质是强还原性，能与水和非金属物质直接反应。

（一）与水反应

碱金属和碱土金属单质都能与水反应。生成相应的氢氧化物并放出氢气，同时产生大量热。如：

$$2Na + 2H_2O === 2NaOH + H_2\uparrow$$

钠、钾、铷、铯与水剧烈反应甚至燃烧爆炸，反应的剧烈程度依次增强。锂与碱土金属相近，与水反应较慢。

在实验室中，将钠、钾保存于煤油中（钾还需先用石蜡包裹），锂保存在液体石蜡中，防止与空气和水分反应。

（二）与非金属反应

碱金属元素能与氧气反应生成氧化物、过氧化物甚至超氧化物。还能与某些非金属如卤素、氮气、氢气等发生反应。例如锂与氮气反应：

$$6Li + N_2 === 2Li_3N$$

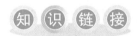

铯原子钟是标准原子钟，是利用铯原子光谱中有一个特征对应的辐射具有高度准确的频率——9192631770 周/秒的特点。现在的一秒就定义为铯光谱中与这个特征对应的辐射振动所需要的时间。这类原子钟也叫铯钟。其精度达到十万亿分之一，或316000 年误差 1 秒。

三、碱金属和碱土金属的重要化合物

（一）氧化物

1. 普通氧化物 碱金属在空气中燃烧时，只有锂生成普通氧化物 Li_2O，钠生成过氧化物 Na_2O_2，钾生成超氧化物 KO_2。

碱金属的氧化物与水反应，生成强碱 MOH（M 代表碱金属）：

$$M_2O + H_2O === 2MOH$$

碱土金属在空气中燃烧时，生成普通氧化物 MO。例如：镁带在空气中剧烈燃烧，发出耀眼的白光：

$$2Mg + O_2 === 2MgO$$

碱土金属的氧化物与水反应也能生成强碱 $M(OH)_2$。（M 代表碱土金属）：

$$MO + H_2O = M(OH)_2 \quad\quad (M 代表碱金属)$$

2. 过氧化物 过氧化物是含有过氧基（—O—O—）的化合物。除铍外，碱金属、碱土金属在一定条件下都能形成过氧化物。

常用的过氧化物是过氧化钠（Na_2O_2）。

课堂演示 11-1

在三脚架上放石棉网，取一约绿豆大小的金属钠，用干燥滤纸将钠表面的煤油吸干，置于石棉网上，用酒精灯加热，钠熔化后移开酒精灯，钠会继续反应至燃烧，生成淡黄色固体，倒入一小试管中，加入约 2mL 水，往试管里滴入 1~2 滴酚酞试液，观察现象。

从实验可以看出钠加热熔化后，不需继续加热就可燃烧，加水有气体生成，溶液变红显示为碱性。

过氧化钠（Na_2O_2），与水作用生成 H_2O_2。H_2O_2 不稳定，立即分解放出氧气。

$$Na_2O_2 + 2H_2O = 2NaOH + H_2O_2$$
$$2H_2O_2 = 2H_2O + O_2\uparrow$$

因此，过氧化钠常用作纺织品、麦杆、羽毛等的漂白剂，还可以作为氧气的发生剂。

在潮湿的空气中，过氧化钠吸收二氧化碳并放出氧气。所以，过氧化钠广泛用于防毒面具、高空飞行和潜水艇里的供氧剂。

$$2Na_2O_2 + 2CO_2 = 2Na_2CO_3 + O_2\uparrow$$

（二）氢氧化物

碱金属的氧化物与水反应生成氢氧化物。碱金属的氢氧化物都是强碱，称为苛性碱，对皮肤和纤维有强烈的腐蚀作用，使用时要特别小心。

苛性碱易溶于水，并放出大量热，在空气中易潮解，与空气中的二氧化碳反应生成碳酸盐，所以要密闭保存。苛性碱的水溶液或熔融状态下能溶解许多金属、非金属及其氧化物。

$$Al_2O_3 + 2NaOH \xrightarrow{熔融} 2NaAlO_2 + H_2O$$
$$SiO_2 + 2NaOH \xrightarrow{熔融} Na_2SiO_3 + H_2O$$

氢氧化钠能与玻璃中的 SiO_2 反应，生成带有黏性的 Na_2SiO_3。因此，盛放 NaOH 溶液的试剂瓶要用橡皮塞，最好用耐腐蚀的塑料试剂瓶。

氢氧化钠俗称烧碱，碳酸钠俗称纯碱，烧碱和纯碱统称为两碱。两碱的用途很广，造纸工业需要大量烧碱，轻纺工业使用大量纯碱，因此，它们是现代工业的重要化工原料。

碱土金属的氢氧化物溶解度比碱金属的氢氧化物小，碱性也稍弱。氢氧化铍为两性，氢氧化镁为中强碱，其余是强碱，以氢氧化钡碱性最强。氢氧化镁在医学上制成乳剂称为"镁乳"，用作泻药，也有抑制胃酸的作用。氢氧化钙俗称熟石灰，是重要的建筑材料，也用于制取漂白粉。

将二氧化碳气体通入饱和氢氧化钙溶液，会使澄清的石灰水变浑浊。实验室常用这一反应鉴别二氧化碳气体。

$$Ca(OH)_2 + CO_2 \Longrightarrow CaCO_3\downarrow + H_2O$$

（三）焰色反应

碱金属和碱土金属钙、锶、钡的挥发性盐在高温无色火焰中灼烧时，会使火焰呈现特殊颜色，这一性质称为焰色反应。

课堂演示 11 - 2

取 1 根顶端弯成小圈的铂金丝，蘸取浓盐酸在酒精喷灯上灼烧至无色，然后分别蘸取浓度均为 0.1mol/L 的 NaCl、KCl、CaCl₂、BaCl₂ 溶液在无色火焰上灼烧，观察并比较它们的焰色。

根据火焰的颜色可以进行离子的定性鉴别。

表 11 - 2 碱金属和碱土金属的焰色

离子	Li^+	Na^+	K^+	Rb^+	Cs^+	Ca^{2+}	Sr^{2+}	Ba^{2+}
焰色	红	黄	紫	紫红	紫红	砖红	红	黄绿

（四）常用碱金属和碱土金属的盐类

1. 氯化钠（NaCl） 氯化钠俗称食盐，主要存在于海水中，是重要的调味剂。临床上 9% 的氯化钠溶液称为生理盐水。大量的生理盐水用于出血过多或补充因腹泻引起的缺水，还可以洗涤伤口。

2. 氯化钾（KCl） 氯化钾是临床上常用的一种利尿药。多用于心脏性或肾脏性水肿，还用于治疗各种原因引起的缺钾症。

3. 碘化钠（NaI）和碘化钾（KI） 可用于配制碘酊，能增大碘的溶解度。碘化钾还用于配制造影剂。

4. 硫代硫酸钠（Na₂S₂O₃） 市售硫代硫酸钠俗称海波或大苏打，含有 5 分子结晶水（$Na_2S_2O_3 \cdot 5H_2O$），是很强的还原剂，分析化学作滴定剂；在纺织、造纸工业上用作脱氯剂。$Na_2S_2O_3$ 是常用的配位剂，能与银离子形成配离子，利用此性质作定影剂，除去胶片上未曝光的溴化银。

20% $Na_2S_2O_3$ 制剂内服用于治疗重金属中毒，外用可治疗慢性皮炎等皮肤病。10% $Na_2S_2O_3$ 注射剂用于氯化物、汞、铅、铋、碘中毒的治疗。

5. **碳酸锂（Li_2CO_3）**　　有明显抑制躁狂症作用，可以改善精神分裂症的情感障碍，治疗量时对正常人精神活动无影响。

6. **硫酸镁（$MgSO_4 \cdot 7H_2O$）**　　硫酸镁晶体易溶于水，溶液带有苦味。常温下从水溶液中析出 7 分子结晶水，在医学上用作轻泻剂。硫酸镁与甘油调和做外用消炎药。

7. **硫酸钡（$BaSO_4$）**　　硫酸钡不溶于水，也不溶于酸，具有强烈吸收 X 射线的能力。硫酸钡在胃肠道中不溶解、不被吸收，能完全排出体外，对人体无害。因此，医院用作"钡餐"，进行胃肠透视的内服剂，用以检查诊断疾病。

钡盐中除硫酸钡外，其他大多数钡盐都有毒性。硫酸钡还可用作白色颜料。

8. **氯化钙（$CaCl_2$）**　　无水 $CaCl_2$ 有很强的吸水性，吸水后可生成一水、二水、四水或六水合物，是常用的干燥剂，但不能用于干燥氨气和乙醇，因为他们会形成加合物。

四、水的软化

（一）软水和硬水

水是日常生活中不可缺少的物质。水质的好坏直接影响生产和生活。天然水长期与空气、岩石和土壤等接触，溶解了许多无机盐、有机物等物质，因此，天然水一般均含有杂质。天然水中通常含有 Ca^{2+}、Mg^{2+} 等阳离子和 HCO_3^-、CO_3^{2-}、SO_4^{2-}、NO_3^- 等阴离子。工业上把含有较多 Ca^{2+}、Mg^{2+} 离子的水称为硬水；含有较少或不含 Ca^{2+}、Mg^{2+} 离子的水称为软水。一般来说，地下水、泉水中含 Ca^{2+}、Mg^{2+} 较多，而雨水、河水、湖水中含得较少。

各种天然水里所含的离子的种类和数量不同，如果水的硬度是由碳酸氢钙或碳酸氢镁所引起的称为暂时硬水。暂时硬水经过煮沸以后，水中所含的碳酸氢盐就会分解成不溶性的碳酸盐。

$$Ca(HCO_3)_2 \xrightarrow{\triangle} CaCO_3 \downarrow + CO_2 \uparrow + H_2O$$

$$Mg(HCO_3)_2 \xrightarrow{\triangle} MgCO_3 \downarrow + CO_2 \uparrow + H_2O$$

课堂互动

水的硬度是怎样形成的？家中的水壶如果有了水垢，你知道是何成分？能想办法除去吗？

继续加热煮沸时，$MgCO_3$ 逐渐转化成更难溶的 $Mg(OH)_2$。这样，水里溶解的 Ca^{2+} 和 Mg^{2+} 成为 $CaCO_3$ 和 $Mg(OH)_2$ 沉淀从水里析出。因此，水垢的主要成分是 $CaCO_3$ 和 $Mg(OH)_2$。

如果水的硬度是由钙和镁的硫酸盐或氯化物等所引起的称为永久硬度。永久硬度不能用加热的方法软化。天然水大多数同时具有暂时硬度和永久硬度。因此，一般说水的硬度是泛指上述两种硬度的总和。

（二）硬水的软化

水的硬度高对生活和生产都有危害。洗涤用水硬度太高，不仅浪费肥皂，而且衣物也清洗不干净。锅炉里水硬度太高，长期使用后，钙盐和镁盐形成质地坚硬、黏结性强的水垢，附在锅里内壁，造成锅炉的导热能力下降。水垢破裂处过热，时间久了管道将变形或损毁，严重时会引起锅炉爆炸。如纺织、印染、造纸、化工等行业都要求应用软水。因此，对天然水进行处理，以降低或消除它的硬度很重要。长期饮用硬度很高或过低的水，都不利于人体的健康。

降低水中钙、镁离子的含量称为硬水的软化。硬水经过处理后可以转化为软水。硬水软化的主要有下面两种方法。

1. 药剂软化法（石灰纯碱法） 利用加入药剂的方法降低水中钙、镁离子的含量。用这种方法，加入石灰就可以将HCO_3^-而转化成CO_3^{2-}，从而完全消除暂时硬度；镁的永久硬度是在石灰的作用下转化为等物质量的钙，最后被除去。反应过程中，镁以氢氧化镁的形式沉淀，而钙以碳酸钙的形式沉淀。

$$Ca^{2+}（aq）\xrightarrow{\text{石灰－苏打法}}CaCO_3（s）$$

$$Mg^{2+}（aq）\xrightarrow{\text{石灰－苏打法}}Mg(OH)_2（s）$$

2. 离子交换法 用离子交换剂软化硬水的方法。离子交换剂是一种难溶于水的固体物质，自身所含有的阴阳离子与水中的阴阳离子进行交换，从而除去水中的杂质离子。在工业上常用磺化煤（NaR）做离子交换剂。磺化煤是黑色颗粒状物质，不溶于酸和碱，这种物质的阳离子与溶液里其他物质的阳离子发生离子交换作用。

在离子交换柱里装磺化煤，把硬水从离子交换柱的上口注入，让水慢慢地流经磺化煤，硬水里的Ca^{2+}和Mg^{2+}与磺化煤的Na^+离子发生交换作用，使硬水得到软化。反应方程式如下：

$$2NaR + Ca^{2+} =\!=\!= CaR_2 + 2Na^+$$

$$2NaR + Mg^{2+} =\!=\!= MgR_2 + 2Na^+$$

离子交换树脂是一类具有离子交换功能的高分子材料。在溶液中将自身的离子与溶液中的同性离子进行交换。按交换基团性质的不同，离子交换树脂可分为阳离子交换树脂和阴离子交换树脂两类。

离子交换作用是可逆的，用过的离子交换树脂一般用适当浓度的无机酸或碱进行洗涤，可恢复到原来状态而重复使用，这一过程称为再生。阳离子交换树脂可用稀盐酸、稀硫酸等酸性溶液淋洗；阴离子交换树脂可用氢氧化钠等碱性溶液处理再生。

离子交换树脂的用途很广，主要用于分离和提纯物质。例如，用于硬水软化法得到去离子水、回收工业废水中的金属、分离稀有金属和贵金属以及抗生素的分离和提纯等。

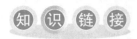

硬水与生活

硬水对健康不会造成直接危害，但给生活带来很多麻烦。例如不经常饮用硬水的人偶尔饮用，会造成肠胃功能紊乱，即所谓的"水土不服"；用硬水烹调鱼肉、蔬菜，会因不易煮熟而破坏或降低食物的营养价值；硬水泡茶能改变茶的色香味而降低其饮用价值；用硬水做豆腐使产量降低，并且影响豆腐的营养成分。

科学家调查发现，人的某些心血管疾病，如高血压和动脉硬化性心脏病的死亡率与饮水的硬度成反比，水质硬度低，死亡率反而高。其实，长期饮用过硬或者过软的水都不利于人体健康。

本章重点知识填空

1. 金属的物理性质有_____，_____，_____，_____。

2. 金属的化学性质有_____，_____，_____。

3. 碱金属和碱土金属的物理性质有_____，_____，_____。

4. 碱金属和碱土金属的化学性质有_____，_____。

5. 常见的碱金属化合物有_____，_____，_____。

6. 常见的碱土金属化合物有_____，_____，_____。

7. 软水是_____。

8. 硬水是_____。

9. 硬水的软化_____。

复习思考

一、选择题

1. 从锂到铯，单质熔沸点的变化规律是(　　)

    A. 由低到高　　　　　　　　　　B. 由高到低

    C. 钾最高，两边低　　　　　　　D. 两边高，中间低

2. 金属材料在人类活动中得到广泛应用，下列性质属于金属共性的是(　　)

    A. 硬度都很大　　　　　　　　　B. 有良好的导电性和导热性

C. 是银白色的固体   D. 熔点很高

3. 下列金属，常温下呈液态的是（　　　）

    A. 钠   B. 汞   C. 钾   D. 铁水

4. "真金不怕火炼"这句广为流传的话说明（　　　）

    A. 金的硬度大

    B. 金的性质不活泼，在高温时也不与氧气反应

    C. 金的熔点高，可以用火烧

    D. 金在常温下能与氧气反应，高温下不反应

5. 能使石灰水变浑浊的气体是（　　　）

    A. O_2 B. CO_2 C. CO D. N_2

二、填空题

1. 金属钠、钾等应该保存在_____里，因为他们在空气中与二氧化碳和水发生下面的反应_____、_____。

2. 根据金属活动性顺序，金属的位置越靠前，金属性就_____；位于_____的金属能置换出盐酸、稀硫酸中的氢；位于_____的金属能把位于_____的金属从它们的溶液里置换出来。

3. 家庭中除去水中可溶性的钙、镁等化合物常用的方法_____。

三、简答题

1. 什么是硬水？硬水软化处理的方法有几种？

2. 过氧化钠为什么可以作"供氧剂"？

扫一扫，知答案

第 十 二 章

氧和硫

【学习目标】

1. 掌握 氧的性质。

2. 熟悉 氧族元素的通性；硫、硫酸的性质。

3. 了解 臭氧、过氧化氢的性质；硫化物、硫的含氧化合物的性质。

第一节 氧族元素的通性

元素周期表中ⅥA族包括氧（O）、硫（S）、硒（Se）、碲（Te）、钋（Po）五种元素，统称为氧族元素。其中硒、碲是稀有元素，钋是放射性元素。最重要的是氧和硫两种元素。

氧是地壳中分布最广的元素，它的丰度是47%。在大气中，氧以单质状态存在，约占21%（体积分数）；硫在自然界中含量较少，以单质硫和化合态硫两种形态存在。

有关氧族元素的主要性质见表12-1和表12-2。

表12-1 氧族元素的主要性质

元素名称	氧	硫	硒	碲
元素符号	O	S	Se	Te
原子序数	8	16	34	52
外层电子构型	$2s^2 2p^4$	$3s^2 3p^4$	$4s^2 4p^4$	$5s^2 5p^4$
化合价	$-2, 0$	$-2, 0, +4, +6$	$-2, 0, +4, +6$	$-2, 0, +4, +6$
原子半径（pm）	0.66	1.04	1.17	1.37
电负性	3.44	2.58	2.55	2.10

表 12-2　氧族单质的物理性质

单质名称	氧	硫	硒	碲
颜色和状态	无色气体	黄色固体	灰色固体	银白色固体
密度（g/m^3）	1.3	2.1	4.8	6.2
熔点（℃）	-218.8	119.0	217	449.5
氢化物	H_2O	H_2S	H_2Se	H_2Te
氧化物		SO_2，SO_3	SeO_2，SeO_3	TeO_2，TeO_3
氧化物的水化物		H_2SO_3，H_2SO_4	H_2SeO_3，H_2SeO_4	H_2TeO_3，H_2TeO_4

氧族元素价电子层结构为 ns^2np^4，最外层 6 个电子。有夺取或共用两个电子达到 8 电子的稳定结构，易形成氧化数为 -2 的化合物，硫、硒、碲还可形成氧化数为 +2、+4 或 +6 的共价化合物。

氧族元素的物理性质随着原子序数的递增而呈现规律性变化。从上到下，氧族元素的密度逐渐增大，熔点、沸点逐渐升高。氧、硫是典型的非金属元素，不导电；硒、碲的非金属性较弱，是准金属元素，可以导电；钋是放射性金属元素。

第二节　氧气、臭氧、过氧化氢

一、氧气和臭氧

（一）氧气

游离态的氧气，与动物呼吸、生物腐烂和燃烧等现象都有密切关系。化合态的氧以水、氧化物和含氧酸盐形式广泛存在于地壳中，所以氧是自然界分布最广的元素。

在工业上氧气是从液态空气分馏而得。在实验室中常用氯酸钾的加热分解来制备：

$$2KClO_3 \xrightarrow[\triangle]{MnO} 2KCl + 3O_2 \uparrow$$

氧气是无色、无臭的气体。在 -183℃ 时凝聚成淡蓝色的液体，在 -219℃ 时，凝结成蓝色的固体。氧是非极性分子，在水中的溶解度很小。虽然，氧在水中的溶解度不大，但却是各种植物、水生动物赖以生存的重要条件。因此，防止水域污染也是生态环境保护的重要问题。

氧是一种化学性质活泼的元素，除了稀有气体、卤素及一些贵金属外，氧气能同许多金属和非金属直接作用生成氧化物。

氧气在常温下多数反应速率较慢，但在加热或高温下，氧气与许多元素发生激烈反应：

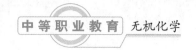

$$2Ca + O_2 =\!=\!= 2CaO$$
$$4Al + 3O_2 =\!=\!= 2Al_2O_3$$
$$S + O_2 =\!=\!= SO_2$$
$$C + O_2 =\!=\!= CO_2$$

氧气有广泛的用途，在医学上用于缺氧的预防和治疗，用于维持正常的呼吸。如治疗肺炎、肺水肿及一氧化碳中毒，吸入的氧气先通过水洗，使其略带湿气，以防止支气管炎。

（二）臭氧

臭氧（O_3）和氧气（O_2）是同一种元素组成的单质，只不过分子中所含的氧原子数不同，这样由同种元素组成的不同单质称为同素异形体。

臭氧在地面附近的大气层中含量极少，仅占 $0.001ppm$。在离地面约 $25km$ 处有个臭氧层，臭氧浓度高达 $0.2ppm$。臭氧层能吸收大量紫外线，使地球上的生物免遭紫外线的伤害，因此，臭氧层对地球上的一切生命是一个保护层。但随着工业废气的大量排放，一些还原性气体，如 SO_2、CO、H_2S、有机挥发物等对大气的污染，臭氧层正在不断遭到破坏。因此，为了保护人类赖以生存的生态环境，保护臭氧层已成为环境保护的一项全球性任务。

二、过氧化氢

氧与氢除了结合成水外，还生成另一种化合物——过氧化氢（H_2O_2）。

（一）物理性质

纯 H_2O_2 是一种无色、黏稠液体，沸点为 $150℃$，凝固点为 $-1℃$。与水相似，过氧化氢在固态和液态时都发生缔合作用，而且缔合作用比水高。过氧化氢能与水以任意比例混溶，其水溶液俗称双氧水。

（二）化学性质

1. 不稳定性　极纯的过氧化氢相当稳定。90%的过氧化氢在 $50℃$ 时每小时仅分解 0.001%。分解作用在较低温度时比较平稳，若加热到 $153℃$ 或更高的温度，纯的过氧化氢便会猛烈地发生爆炸性分解。

$$2H_2O_2 =\!=\!= 2H_2O + O_2\uparrow$$

过氧化氢在碱性介质中分解远比在酸性介质中快。此外，光照或重金属离子（如 Fe^{2+}、Mn^{2+} 等）都能加速过氧化氢的分解，因此，过氧化氢应保存在棕色试剂瓶中放置在阴凉处。

2. 氧化还原性　过氧化氢（H_2O_2）中，氧的氧化数为 -1，它有向 -2 和 0 氧化态转化的两种可能性，因此，它既显氧化性又显还原性。

过氧化氢在酸性或碱性介质中，一般表现出强氧化性。例如：

$$H_2O_2 + 2KI + 2HCl === I_2 + 2KCl + 2H_2O$$

在碱性介质中过氧化氢能把 Cr^{3+} 离子氧化成 CrO_4^{2-} 离子。

$$3H_2O_2 + Cr_2(SO_4)_3 + 10NaOH === 2Na_2CrO_4 + 3Na_2SO_4 + 8H_2O$$

过氧化氢可使黑色 PbS 氧化为白的 $PbSO_4$。

$$PbS + 4H_2O_2 === PbSO_4 + 4H_2O$$

过氧化氢遇到更强的氧化剂时，也可以作为还原性。例如：

$$Cl_2 + H_2O_2 === 2HCl + O_2 \uparrow$$

$$2KMnO_4 + 5H_2O_2 + 3H_2SO_4 === K_2SO_4 + 2MnSO_4 + 8H_2O + 5O_2 \uparrow$$

一般来说，在酸性或碱性介质中，过氧化氢的氧化性比还原性要强得多，它主要用作氧化剂。

3. 弱酸性　过氧化氢是一个很弱的酸，能与某些氢氧化物反应，生成过氧化物和水。

$$H_2O_2 + Ba(OH)_2 === BaO_2 + 2H_2O$$

过氧化氢的主要用途是以它的氧化性为基础。在医药上用稀 H_2O_2（3%）做温和的消毒杀菌剂，可洗涤化脓性伤口、漱口和洗耳。在工业上用于漂白毛、丝、羽毛等含动物蛋白的织物，而大多数其他漂白剂会损伤这类物质。在近代高能技术中，纯的过氧化氢可以作为火箭燃料的氧化剂。在实验室，30% 的 H_2O_2 广泛用作氧化剂，因为氧化产物是水，不引入其他杂质。

（三）过氧化氢的检验

在《中国药典》上，鉴别过氧化氢的方法是在酸性溶液中加入重铬酸钾（$K_2Cr_2O_7$）溶液，生成蓝色的过氧化铬（CrO_5）。过氧化铬在水中不稳定，在乙醚中较稳定，故预先加入一些乙醚，反应完成后，乙醚层显蓝色。

$$4H_2O_2 + K_2Cr_2O_7 + H_2SO_4 === K_2SO_4 + 2CrO_5 + 5H_2O$$

第三节　硫及其化合物

一、硫

硫以游离态和化合态存在于自然界中，游离态的硫存在于火山喷口附近或地壳的岩石里。化合态的硫主要有两大类：硫化物和硫酸盐。

硫单质俗称硫黄，是一种黄色或淡黄色的固体；很松脆，易研成粉末；不溶于水，微溶于酒精，易溶于二硫化碳（CS_2）。硫的密度大约是水的两倍，熔点是 112.8℃、沸点是 444.6℃。

硫有多种同素异形体，常见的有单斜硫和斜方硫。

硫的化学性质比较活泼，它可以获得 2 个电子形成 S^{2-} 离子，同时，其也可形成 +4 或 +6 价化合物。

（一）与非金属反应

硫的蒸气与氢气直接化合生成硫化氢气体。

$$S + H_2 \xrightarrow{\triangle} H_2S$$

硫和氧气反应，生成 SO_2。

$$S + O_2 \xrightarrow{\text{点燃}} SO_2$$

硫与碳化合，生成二硫化碳（CS_2）。

$$2S + C == CS_2$$

（二）与金属反应

硫可以与大部分金属反应生成硫化物。硫与金属铜、铁等加热时，能直接化合，生成相应的硫化物。

$$2Cu + S \xrightarrow{\triangle} Cu_2S（硫化亚铜）$$

$$2Fe + S \xrightarrow{\triangle} FeS$$

硫与汞、银等金属在常温下就能反应。

$$Hg + S == HgS$$

$$Ag + S == AgS$$

当有毒的金属汞不慎散落，无法收集时，可用硫黄粉覆盖，使之生成 HgS。

（三）硫与氧化性酸反应

硫能与具有氧化性的酸作用，例如：

$$S + 2H_2SO_4（浓）\xrightarrow{\triangle} 3SO_2 \uparrow + 2H_2O$$

$$S + 6HNO_3 \xrightarrow{\triangle} H_2SO_4 + 6NO_2 \uparrow + 2H_2O$$

（四）硫与强碱和某些盐反应

$$3S + 6KOH（浓）\xrightarrow{\triangle} 2K_2S + K_2SO_3 + 3H_2O$$

$$S + Na_2SO_3 \xrightarrow{\triangle} Na_2S_2O_3$$

硫在工业上用于制造硫酸、硫化物、硫化橡胶，制火柴、黑色火药等。医药上，硫可以用来制造硫黄软膏，治疗某些皮肤病。

二、硫化氢

自然界中硫化氢常存在于火山喷出的气体及矿泉中。此外，动植物腐烂时常产生硫化氢，在精炼石油时，也有大量硫化氢逸出，造成大气污染。

实验室中常用硫化亚铁与稀盐酸或稀硫酸作用来制备 H_2S 气体。

$$FeS + 2HCl = FeCl_2 + H_2S\uparrow$$

$$FeS + H_2SO_4 = FeSO_4 + H_2S\uparrow$$

硫化氢是无色、有臭鸡蛋气味的气体，比空气稍重。硫化氢有相当的毒性，它会麻醉人的中枢神经并影响呼吸系统。吸入微量使人感到头昏恶心，长时间吸入硫化氢后就不再感到它的臭味了，如果这样继续下去就会中毒，而至死亡。所以在制备或使用硫化氢时，应在通风橱中进行。硫化氢在空气中最大的允许浓度为 $0.01mg/L$。

硫化氢是一个极性分子，但极性比水弱。硫化氢能溶于水，在20℃时1体积水能溶解2.6体积硫化氢，其水溶液叫氢硫酸，氢硫酸比硫化氢气体具有更强的还原性，容易被空气氧化而析出硫，使溶液变浑浊。

硫化氢的化学性质主要有：

（一）弱酸性

硫化氢的水溶液即氢硫酸是二元弱酸，具有酸的通性，能使紫色石蕊试液变红。

（二）还原性

H_2S 分子中，S 为 -2 价，是硫的最低化合价。因此，硫化氢具有还原性。

硫化氢是一种可燃性气体。点燃时能在空气中燃烧产生蓝色火焰，在空气充足时，生成二氧化硫和水。

$$2H_2S + 3O_2（充足）\xrightarrow{点燃} 2SO_2 + 2H_2O$$

若空气不足，则生成单质硫和水。

$$2H_2S + O_2（不足）\xrightarrow{点燃} 2S\downarrow + 2H_2O$$

有微量的水存在时，H_2S 气体能使 SO_2 气体还原为 S。

$$2H_2S + SO_2 = 3S + 2H_2O$$

氢硫酸比硫化氢气体具有更强的还原性，常温下容易被空气氧化而析出硫，使溶液变浑浊。

$$2H_2S + O_2 = 2S\downarrow + 2H_2O$$

三、金属硫化物

氢硫酸是二元酸，可形成正盐和酸式盐，如硫化钠（Na_2S）和硫氢化钠（$NaHS$）。酸式盐都易溶于水，而正盐即硫化物，大多难溶于水，并且具有特征颜色。常见金属硫化物的颜色和溶解性见表 $12-2$。

表 12 - 2　常见硫化物的颜色和溶解性

名称	化学式	颜色	在水中	在稀酸中
硫化钠	Na_2S	白色	易溶	易溶
硫化锌	ZnS	白色	不溶	易溶
硫化锰	MnS	肉色	不溶	易溶
硫化亚铁	FeS	黑色	不溶	易溶
硫化铅	PbS	黑色	不溶	不溶
硫化铜	CuS	黑色	不溶	不溶
硫化汞	HgS	黑色	不溶	不溶
硫化银	Ag_2S	黑色	不溶	不溶

各种金属硫化物具有不同颜色，利用这个性质可以检验某些金属离子的存在。

四、硫的含氧化合物

（一）二氧化硫、亚硫酸及其盐

1. 二氧化硫　二氧化硫是无色有刺激性臭味的气体，比空气重 2.26 倍，易溶于水，在 20℃ 时 1 体积水能溶解 40 体积二氧化硫。

二氧化硫有毒，吸入二氧化硫含量多于 0.2% 的空气，会使嗓子变哑、喘息，甚至失去知觉。二氧化硫是一种大气污染物，工业生产排出的空气中，二氧化硫含量不得超过 0.15mg/m³。

SO_2 中 S 显示 +4 价，所以 SO_2 既有氧化性又还原性，但还原性是主要的。

$$2SO_2 + O_2 \xrightarrow[\triangle]{催化剂} 2SO_3$$

二氧化硫与水反应生成亚硫酸（H_2SO_3），因此二氧化硫又称亚硫酐。

$$SO_2 + H_2O == H_2SO_3$$

二氧化硫还能和一些有机色素结合生成无色化合物，因此它可以用于漂白。不过这些无色化合物不稳定，时间久了，便会分解而出现原来的颜色。

二氧化硫主要用于生产硫酸和亚硫酸盐。还大量用于制造合成洗涤剂，用作食物和果品的防腐剂，住所和用具的消毒剂，纸张、草帽等的漂白剂。

实验室常用亚硫酸盐与稀盐酸或稀硫酸作用来制备 SO_2。

$$Na_2SO_3 + H_2SO_4 == Na_2SO_4 + H_2O + SO_2 \uparrow$$

2. 亚硫酸　二氧化硫与水反应生成亚硫酸。

$$SO_2 + H_2O == H_2SO_3$$

亚硫酸很不稳定，容易分解生成二氧化硫和水。

$$H_2SO_3 \!=\!=\!= SO_2 \uparrow + H_2O$$

亚硫酸是中等强度的二元酸，具有酸的一般通性。

亚硫酸容易被氧化，空气中的氧都能使它氧化，所以亚硫酸具有还原性。

$$2H_2SO_3 + O_2 \!=\!=\!= 2H_2SO_4$$

亚硫酸遇到强还原剂时，也表现出氧化性。

$$H_2SO_3 + 2H_2S \!=\!=\!= 3H_2O + 3S \downarrow$$

可见亚硫酸既可作还原剂，也可作氧化剂，但以还原性为主。只有遇到强还原剂时，才表现出氧化性。

3. 亚硫酸盐　亚硫酸盐有正盐和酸式盐两类。所有酸式盐都可溶于水，正盐中只有钠盐、钾盐、铵盐能溶于水。

亚硫酸盐遇强酸分解。

$$Na_2SO_3 + 2HCl \!=\!=\!= 2NaCl + H_2O + SO_2 \uparrow$$

亚硫酸盐比亚硫酸的还原性还强，亚硫酸盐很容易被空气中的氧氧化。

$$2Na_2SO_3 + O_2 \!=\!=\!= 2Na_2SO_4$$

亚硫酸盐有很多实际用途，例如亚硫酸氢钙 $Ca(HSO_3)_2$ 大量用于造纸工业，亚硫酸钠和亚硫酸氢钠大量用于染料工业，它们也作漂白织物时的去氯剂。

课堂互动

SO_2 和 Cl_2 都具有漂白的作用，它们的漂白原理相同吗？

（二）三氧化硫

三氧化硫是一种无色易挥发的固体。熔点为 16.8℃，沸点为 44.8℃。SO_3 极易吸收水分，溶于水即生成硫酸并放出大量的热。

$$SO_3 + H_2O \!=\!=\!= H_2SO_4$$

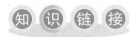

酸雨及其防治

工业生产、民用生活中要大量使用煤、石油等石化燃料。

煤和石油中含有硫，燃烧过程中产生二氧化硫，排放到空气中，在氧和水蒸气的共同作用下形成酸雾，随雨降落就成为酸雨。因此，除了氮氧化物外，硫的氧化物也是形成酸雨的主要物质。反应如下：

$$S + O_2 \xrightarrow{\text{燃烧}} SO_2$$

$$SO_2 + H_2O === H_2SO_3$$

$$2H_2SO_3 + O_2 === 2H_2SO_4$$

$$2SO_2 + O_2 \xrightarrow{粉尘催化} 2SO_3$$

$$SO_3 + H_2O === H_2SO_4$$

酸雨给人类带来种种灾害。酸雨可导致土壤酸化。加速土壤矿物质营养元素的流失，导致土壤贫瘠化；酸雨还能诱发植物病虫害，使农作物大幅度减产；长期的酸雨浸蚀会造成森林大面积死亡；酸雨能使非金属建筑材料（混凝土、砂浆和灰砂砖）表面硬化，水泥溶解，出现空洞和裂缝。因此，防治酸雨是一件十分重要的任务。

防止或减少酸雨的形成，应从两方面着手。首先控制酸性物质的排放；其次开发利用氢能、太阳能、水能、风能等清洁能源。

（三）硫酸及其盐

1. 硫酸　纯硫酸是无色的油状液体，浓硫酸的沸点是338℃。能与水以任意比混溶。市售浓硫酸的质量分数为98.3%，密度1.84kg/L。硫酸是一种高沸点难挥发的强酸。

硫酸除了具有酸的通性外，浓硫酸还具有一些特性：

（1）吸水性：浓硫酸具有强烈的水合倾向，与水作用形成一系列水合物，如 $H_2SO_4 \cdot H_2O$、$H_2SO_4 \cdot 2H_2O$、$H_2SO_4 \cdot 4H_2O$ 等，并放出大量热。这些水合物都很稳定，故浓硫酸有强烈的吸水性。在实验室常用它作干燥剂。

（2）脱水性：浓硫酸不仅能吸收游离态的水，还能从有机化合物中夺取与水分子组成相当的氢和氧，使这些有机物炭化。例如蔗糖遇浓硫酸会变黑。

$$C_{12}H_{22}O_{11} \xrightarrow{浓 H_2SO_4} 12C + 11H_2O$$

因此浓硫酸有很强的腐蚀性，能严重破坏动植物的组织。使用时，应注意安全。如果不小心皮肤沾上浓硫酸，应立即用干布拭去，再用大量的水冲洗，最后涂上 $NaHCO_3$ 稀溶液。

课堂演示 12 – 1

用玻璃棒蘸取浓硫酸在纸上写字，观察字迹的变化，发生变化的原因是什么？

字迹碳化变黑。因为浓硫酸夺取纸张（有机化合物）中与水分子组成相当的氢和氧，使纸张炭化变黑。

（3）强氧化性：浓硫酸是一种氧化性酸，加热时氧化性更显著，它可以氧化许多金属和非金属。

浓硫酸加热时，几乎与所有的金属（除金、铂外）都能发生反应，生成高价金属硫酸盐。

$$Cu + 2H_2SO_4（浓）\xrightarrow{\triangle} CuSO_4 + SO_2\uparrow + 2H_2O$$

$$2Fe + 6H_2SO_4（浓）\xrightarrow{\triangle} Fe_2(SO_4)_3 + 3SO_2\uparrow + 6H_2O$$

常温下，冷浓硫酸（93%以上）不和铁、铝等金属作用，因为铁、铝在冷浓硫酸中时表面生成一层氧化物保护膜，阻止内部金属继续反应，该现象称作金属的"钝化"。利用此性质，可以用铁罐或铝罐储运浓硫酸。

加热时浓硫酸还可以氧化一些非金属。

$$C + 2H_2SO_4（浓）\xrightarrow{\triangle} CO_2\uparrow + 2SO_2\uparrow + 2H_2O$$

稀硫酸没有氧化性，只有一般酸的通性。

硫酸是化学工业中一种重要的化工原料。硫酸大量用来制备盐酸、硝酸、化肥及各种硫酸盐，还可用于生产农药、炸药和燃料等。

课堂互动

稀硫酸、浓硫酸都能和金属 Fe 发生反应，它们发生的反应相同吗？

2. 硫酸盐 硫酸是二元强酸，所以它形成酸式盐和正盐。

酸式盐易溶于水。常见的硫酸盐中，硫酸钙、硫酸银微溶于水；硫酸钡、硫酸铅难溶于水；其他硫酸盐都能溶于水。

可溶性的硫酸盐结晶时，常含有一定的结晶水。带结晶水的硫酸盐通常称为某矾，如胆矾（$CuSO_4 \cdot 5H_2O$）、绿矾（$FeSO_4 \cdot 7H_2O$）、皓矾（$ZnSO_4 \cdot 7H_2O$）等。还有一类硫酸的复盐，也称某矾，例如 $K_2SO_4 \cdot Al_2(SO_4)_3 \cdot 24H_2O$ 称明矾，也有不称矾的，例如 $CaSO_4 \cdot 2H_2O$ 称石膏。

（1）硫酸钠（Na_2SO_4）：含结晶水的硫酸钠（$Na_2SO_4 \cdot 10H_2O$），中药称芒硝，芒硝无臭，味咸苦，在空气中风化或加热失去结晶水。无水硫酸钠，中药称玄明粉，在医药上作缓泻剂。无水硫酸钠极易结合水生成结晶硫酸钠，常用作脱水剂。

（2）硫酸锌（$ZnSO_4$）：带 7 个结晶水的硫酸锌（$ZnSO_4 \cdot 7H_2O$）称作皓矾，是无色晶体，能使有机组织收缩，减少腺体分泌，医药上用作收敛剂。用它的液体浸泡枕木，是木材的防腐剂，也可用于制造白色颜料。

（3）硫酸亚铁（$FeSO_4 \cdot 7H_2O$）：俗称绿矾，为淡绿色晶体。在空气中不稳定，易氧化为硫酸铁。临床上用作补血剂，治疗缺铁性贫血；工业上用来制造蓝黑墨水。

（4）硫酸铝钾 [$KAl(SO_4)_2 \cdot 12H_2O$]：俗称明矾，为无色透明晶体。无臭，味甜而涩，可用于水的净化。

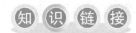

石膏的用途

石膏是一种结晶水合物，化学式为 $CaSO_4 \cdot 2H_2O$。将石膏加热到 $150 \sim 170℃$ 时，石膏失去所含大部分结晶水变成熟石膏（$2CaSO_4 \cdot H_2O$）。熟石膏与水混合成糊状后会很快凝固，重新变成石膏。人们利用石膏的这种性质制作各种模型和医疗上的石膏绷带。石膏还是豆腐制作过程中的凝固剂。制作豆腐时，将大豆浸泡磨细过滤，在豆浆中加入石膏，使蛋白质聚沉。

3. 硫酸根离子的检验　硫酸和硫酸盐溶于水后都能产生硫酸根离子（SO_4^{2-}），和钡离子（Ba^{2+}）生成难溶的硫酸钡（$BaSO_4$）白色沉淀，此沉淀加入稀盐酸或稀硝酸不溶解，证明有 SO_4^{2-} 存在。例如：

$$Na_2SO_4 + BaCl_2 == 2NaCl + BaSO_4 \downarrow （白色）$$

同样条件下，碳酸根离子（CO_3^{2-}）或亚硫酸根离子（SO_4^{2-}）与钡离子（Ba^{2+}）也能生成白色沉淀。但沉淀能溶于稀盐酸或稀硝酸，并放出气体。例如：

$$Na_2CO_3 + BaCl_2 == 2NaCl + BaCO_3 \downarrow （白色）$$

$$BaCO_3 + 2HCl == BaCl_2 + H_2O + CO_2 \uparrow$$

本章重点知识填空

一、氧族元素通性

1. 氧族元素通性：位于周期表_____。包括_____、_____、_____、_____、_____，最外层有_____个电子，表现出较强的_____性。

2. 臭氧（O_3）和氧气（O_2）互为_____。臭氧层能吸收大量_____，使地球上的生物免遭伤害。

3. 氧族元素的化学性质：与大多数_____反应；与氢气反应生成气态_____；与氧气反应；氧化物对应的水化物都是_____。

4. 过氧化氢（H_2O_2）：不稳定，易分解；具有_____性和_____性。是一种温和的_____。

二、硫及其化合物

1. 硫单质化学性质比较_____，既有氧化性又有还原性，可以与_____、_____、_____及强氧化剂反应。硫化氢为具有_____气味的有毒气体。主要表现出_____性。

SO_2 和 SO_3：常温下均为_____，溶于水后分别生成_____和_____。

2. 浓硫酸：具有_____性、_____性和_____性。

3. 硫酸根离子的检验：用可溶性_____和_____酸。

复习思考

一、选择题

1. 下列关于浓硫酸的叙述不正确的是（　　）

    A. 浓硫酸能与铜反应释放出氢气

    B. 浓硫酸能与灼热的木炭反应，生成二氧化碳和二氧化硫

    C. 冷的浓硫酸可以用铁质或铝容器储存

    D. 浓硫酸具有吸水性，在实验室常用作干燥剂

2. 关于二氧化硫的说法中，不正确的是（　　）

    A. 能使某些有色物质褪色　　　　　B. 无色，有刺激性气味，无毒

    C. 既有氧化性，又有还原性　　　　D. 即可溶于水，又可与水反应

3. 下列对二氧化硫和三氧化硫的叙述正确的是（　　）

    A. 都可以与碱溶液反应　　　　　　B. 常温下，都是无色气体，易溶于水

    C. 都能使品红溶液褪色，具有漂白性　　D. 是酸性氧化物，其水溶液都是强酸

4. 下列物质中，属于"城市空气质量日报"报道的污染物是（　　）

    A. N_2　　　　　　　　B. SO_2　　　　　　　　C. CO_2　　　　　　　　D. O_2

5. 下列反应中二氧化硫不是用作还原剂的是（　　）

    A. $2SO_2 + O_2 =\!=\!= 2SO_3$

    B. $SO_2 + H_2O =\!=\!= H_2SO_3$

    C. $SO_2 + 2H_2S =\!=\!= 2H_2O + 3S$

    D. $SO_2 + Br_2 + 2H_2O =\!=\!= H_2SO_4 + 2HBr$

二、简答题

1. 硫单质、二氧化硫、三氧化硫、硫酸是硫元素家族中的核心成员，它们之间可以相互转化。写出由 $S{\rightarrow}SO_2{\rightarrow}SO_3{\rightarrow}H_2SO_4$ 反应的化学方程式。

2. 在离地面约 25km 处有个臭氧层，臭氧浓度高达 0.2ppm。臭氧层对地球上的一切生命是一个保护层，它是如何保护人类生存环境的？

3. 为什么久置的硫化氢水溶液会浑浊？写出反应的化学方程式。

氢硫酸具有强的还原性，常温下容易被空气氧化而析出硫，使溶液变浑浊。

$$2H_2S + O_2 =\!=\!= 2S\downarrow + 2H_2O$$

4. H_2S、S、H_2SO_4 三种物质中，哪种可作氧化剂？哪种可作还原剂？哪种既可作氧化剂又可作还原剂？

5. 为什么可以用硫粉处理洒落的残留金属汞？

扫一扫，知答案

第十三章

氮族元素

【学习目标】

1. **掌握** 氮族元素在周期表中的位置和价电子层结构特征；硝酸的强氧化性。
2. **熟悉** 重要氨和氨盐的主要性质及在医药中的应用；铵根离子的检验。
3. **了解** 重要的含氮化合物、含磷化合物、砷化物等的性质及在医药中的应用。

氮族元素包括氮（N）、磷（P）、砷（As）、锑（Sb）和铋（Bi）五种元素。氮主要存在于大气和少数盐中。磷主要以磷酸盐形式分布在地壳中。氮和磷是构成动物和植物组织的基本元素和必要元素。砷、锑、铋在地壳中含量较少。

本章我们主要讨论氮和磷及其重要的化合物。

第一节 氮族元素的通性

一、氮族元素的物理性质

氮族元素位于元素周期表中ⅤA族，价层电子构型为ns^2np^3，最外层5个电子。氮族元素（Mc除外）从上到下，密度逐渐增大，熔、沸点先升高再降低。氮和磷是非金属元素，不能导电；砷和锑是准金属元素，铋是金属元素，它们都能导电。氮族元素的主要物理性质见表13-1。

表13-1　氮族元素的主要物理性质

元素名称	氮	磷	砷	锑	铋
元素符号	N	P	As	Sb	Bi

元素名称	氮	磷	砷	锑	铋
原子序数	7	15	33	51	83
相对原子量	14.01	30.97	74.97	121.7	209.0
原子半径（10^{-10}m）	0.70	1.10	1.21	1.41	1.46
密度（g/cm^{-3}）	0.81	1.82	5.72	6.70	9.8
熔点（℃）	−210	44.2（白）	817	630.5	271.3
沸点（℃）	−195.8	280.5	613	1635	1560±5

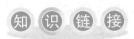

镆元素

镆（Mc）元素于 2016 年 6 月 8 日提名为化学新元素，于 2017 年 5 月 9 日正式向社会发布。镆元素的原子序数是 115，位于周期表的第七周期，别名为 Uup，是一种人工合成的放射性金属元素。镆是弱金属元素，由于还没有足够稳定的同位素，因此并未能通过化学实验来验证其特性。

二、氮族元素的化学性质

氮族元素最外层为 5 个电子，得到或失去电子的倾向都不大，因此，氮族元素主要形成共价化合物。主要化合价为 −3、+3、+5。氮族元素与非金属较强的元素化合时，主要形成化合价为 +3 和 +5 的化合物。

（一）气态氢化物

氮族元素气态氢化物的通式为 RH_3，稳定性：$NH_3 > PH_3 > AsH_3 > SbH_3$（$BiH_3$ 为固态）。氢化物的水溶液碱性依次减弱，酸性依次增强。

（二）最高价氧化物的水化物

氮族元素最高价氧化物的通式为 R_2O_5，对应水化物的酸性依次减弱，即：$HNO_3 > H_3PO_4 > H_3AsO_4 > H_3SbO_4$。

课堂互动

氮族元素有哪些？说出氮族元素的电子层结构及常见的化合价。

第二节 氮族元素的重要化合物

一、氮及氮的化合物

（一）氮气

氮气是无色、无臭、无味的气体，难溶于水，1 体积水能溶解 0.02 体积的氮气。密度比空气略小，空气中约占 78%。氮气不能助燃。

氮气的化学性质不活泼，常温下不与其他物质反应。温度升高，氮气的反应活性增大。

1. 与氢气的反应　在高温、高压和催化剂的作用下，氮气与氢气化合生成氨气。

$$N_2 + 3H_2 \xrightarrow[\text{高温高压}]{\text{催化剂}} 2NH_3$$

2. 与金属反应　氮气与锂、钙、镁等活泼金属加热反应，生成离子型氮化物。

$$3Mg + N_2 \xrightarrow{\text{点燃}} Mg_3N_2$$

$$6Na + N_2 \xrightarrow{\text{点燃}} 2Na_3N$$

3. 与氧气反应　氮气在高温下能与氧气化合生成一氧化氮。

$$N_2 + O_2 \xrightarrow{\text{高温}} 2NO$$

氮气表现出很高的化学惰性，常被用作保护气体。氮气主要用于制取硝酸、氨及各种铵盐，许多铵盐广泛用作化肥。

（二）氮的氧化物

氮可以形成多种氧化物，常见的氧化物有 N_2O、NO、NO_2。

1. 一氧化二氮（N_2O）　无色有臭甜味的气体，能助燃，俗称"笑气"，医学上与氧气混合用作麻醉剂，溶于水但不与水反应。

2. 一氧化氮（NO）　无色气体，微溶于水但不与水作用，热稳定性高，反应活性较高。常温下可与氧气反应。

$$2NO + O_2 \xrightarrow{} NO_2$$

生物化学家和药物化学家近期研究发现，NO 在血管内皮细胞中可舒张血管，调节血压，而硝酸甘油治疗心血管疾病的真正作用体可能是 NO。

3. 二氧化氮（NO_2）　NO_2 是红棕色有刺激性气味的气体，低温下聚合生成无色的 N_2O_4。

$$2NO_2 \xrightleftharpoons[\text{低温}]{\text{高温}} N_2O_4$$

NO_2溶于水生成硝酸：

$$3NO_2 + H_2O \Longrightarrow 2HNO_3 + NO\uparrow$$

（三）氨及其铵盐

1. 氨（NH_3） 无色、有刺激性臭味的气体。常温常压下熔点是 $-77.7℃$，沸点为 $-33.35℃$。氨极易液化，常用作制冷剂。

氨的化学性质主要有以下三方面。

（1）与水反应：氨极易溶于水，1 体积水能溶解约 700 体积的氨气，氨的水溶液称为氨水。市售氨水的浓度约为 28%。氨水显弱碱性，遇酚酞变红，

$$NH_3 + H_2O \Longrightarrow NH_3 \cdot H_2O \Longrightarrow NH_4^+ + OH^-$$

（2）与酸反应：氨与酸反应生成铵盐。

$$NH_3 + HCl \Longrightarrow NH_4Cl$$

（3）还原性：氨气在纯氧中燃烧生成氮气。常温下能与强氧化剂（如 $KMnO_4$、Cl_2 等）发生反应。例如：

$$4NH_3 + 3O_2 \xrightarrow{点燃} 2N_2 + 6H_2O$$

$$2NH_3 + 3Cl_2 \Longrightarrow N_2 + 6HCl$$

$$8NH_3（过量）+ 3Cl_2 \Longrightarrow N_2 + 6NH_4Cl$$

在催化剂 Pt 的作用下，NH_3 被氧化成 NO，它是工业上接触法制备硝酸的主要反应。

$$4NH_3 + 5O_2 \xrightarrow[高温]{Pt} 4NO + 6H_2O$$

2. 铵盐 NH_4^+ 的离子半径与碱金属离子半径相近，因此，铵盐的性质与碱金属盐类（特别是钾盐）类似。铵盐一般为无色晶体（除非阴离子本身有颜色），大多数易溶于水。

铵盐的主要化学性质有：

（1）**热稳定性**：大多数铵盐受热易分解，一般分解为氨和相应的酸。挥发性酸的铵盐，加热分解，放出氨气和挥发性酸。

$$NH_4Cl \xrightarrow{\triangle} NH_3\uparrow + HCl\uparrow$$

不挥发性酸的铵盐，加热分解为氨气和不挥发性酸或酸式盐。

$$(NH_4)_2SO_4 \xrightarrow{\triangle} NH_3\uparrow + NH_4HSO_4$$

氧化性酸的铵盐，分解后的氨气立即被氧化为 N_2O。

$$NH_4NO_3 \xrightarrow{\triangle} N_2O\uparrow + 2H_2O\uparrow$$

（2）**易水解**：氨是弱碱，因此铵盐都易水解。

$$NH_4Cl + H_2O \Longrightarrow NH_3 \cdot H_2O + HCl$$

硝酸铵和硫酸铵是重要的铵盐，主要用作肥料。硝酸铵还用于制造炸药。在医药上氯

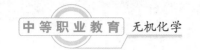

化铵用于纠正碱中毒，也可用作祛痰剂和利尿剂。

3. NH_4^+ 的检验方法　在溶液中加入强碱，生成的气体可使湿润的红色石蕊试纸变蓝，证明未知物中含有 NH_4^+。

$$NH_4Cl + NaOH \xrightarrow{\triangle} NH_3\uparrow + H_2O + NaCl$$

课堂演示 13 –1

取两根玻璃棒，分别在浓氨水和浓盐酸里蘸一下，将两根玻璃棒靠近。观察有什么现象？生成物是什么？

实验表明：当两根玻璃棒靠近时，产生大量的白烟。白烟是浓氨水中挥发出的氨气和浓盐酸中挥发的氯化氢，在空气中相遇生成的微小的氯化铵晶体。如：

$$NH_3 + HCl \Longrightarrow NH_4Cl$$

（四）氮的含氧酸及其盐

1. 亚硝酸（HNO_2）及其盐　HNO_2 是一种弱酸，酸性比醋酸稍强。亚硝酸不稳定，只存在于冷的稀溶液中，微热即发生分解：

$$2HNO_2 \Longrightarrow NO_2\uparrow + 2NO\uparrow + H_2O$$

亚硝酸盐很稳定，一般为无色晶体，除部分重金属盐（如黄色 $AgNO_2$）难溶于水外，一般易溶于水。亚硝酸盐具有毒性，易转化为致癌物质亚硝胺，过多食用亚硝酸盐会引起中毒。腌咸菜、酸菜、泡菜的容器下层因长期处于缺氧状态，有利于细菌繁殖，会自行产生亚硝酸盐；鱼、肉在加工制作过程中，常加入亚硝酸盐起防腐保鲜作用。

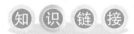

亚硝酸盐有毒

亚硝酸盐有毒性，是公认的致癌物。亚硝酸盐能将血红蛋白中的 Fe^{2+} 氧化成 Fe^{3+} 而失去载氧能力，发展为高铁血红蛋白症。纯亚硝酸盐中毒时，会出现四肢发冷，心跳加快和血压下降，严重的发生循环衰竭和水肿现象。医学研究表明，环境中约有300种亚硝基化合物，其中90%可诱发癌症（如肝癌、胃癌、食道癌等）。误食亚硝酸盐可引起胃肠道内硝酸盐还原菌大量繁殖，造成胃肠功能紊乱。亚硝酸盐中毒量为0.2～0.5g，致死量为3g，中毒的特效解毒剂为美蓝。

2. 硝酸（HNO_3）及其盐　纯硝酸是无色液体，易挥发，与水可以互溶。市售浓硝酸为 65% ~ 68%。HNO_3 不稳定，受热或光照时分解。

$$4HNO_3 \xlongequal{\quad\quad} 4NO_2 \uparrow + O_2 \uparrow + 2H_2O$$

分解的 NO_2 溶于硝酸溶液中，使溶液呈黄色或红棕色。因此，硝酸应储存在棕色试剂瓶并低温存放。

硝酸具有强的氧化性，能与金属、非金属反应。反应产物与硝酸浓度及金属活泼性有关。

（1）与非金属反应：浓硝酸与非金属反应，产物主要是 NO_2，而稀硝酸主要是 NO。

$$6HNO_3（浓）+ S \xlongequal{\triangle} H_2SO_4 + 6NO_2 \uparrow + 2H_2O$$

$$4HNO_3（稀）+ 3C \xlongequal{\triangle} 3CO_2 \uparrow + 4NO \uparrow + 2H_2O$$

（2）与金属反应：除少数不活泼金属（金、铂）外，其他所有金属都能与 HNO_3 反应。

课堂演示 13 – 2

在放有铜片的两支试管中，分别加入 1mL 浓硝酸和稀硝酸。观察并比较两支试管中的反应现象有什么不同？

实验表明：浓硝酸与铜反应剧烈，生成红棕色的气体。而稀硝酸与铜反应缓慢，生成无色的气体。反应如下：

$$Cu + 4HNO_3（浓）\xlongequal{\quad\quad} Cu(NO_3)_2 + 2NO_2 \uparrow + 2H_2O$$

$$3Cu + 8HNO_3（稀）\xlongequal{\quad\quad} 3Cu(NO_3)_2 + 2NO \uparrow + 4H_2O$$

一般来说，浓 HNO_3 与金属作用时，还原为红棕色的 NO_2；稀 HNO_3 与不活泼金属反应还原为 NO，与活泼金属反应还原为 N_2O；极稀的 HNO_3 与活泼金属作用时，可被还原为 NH_4^+。

$$4Zn + 10HNO_3（稀）\xlongequal{\quad\quad} 4Zn(NO_3)_2 + N_2O \uparrow + 5H_2O$$

$$4Zn + 10HNO_3（极稀）\xlongequal{\quad\quad} 4Zn(NO_3)_2 + NH_4NO_3 + 3H_2O$$

HNO_3 溶液的浓度越低，被还原的程度越大；金属越活泼，HNO_3 被还原的程度也越大。

浓盐酸和浓硝酸（1:3）混合液称为王水，氧化性很强。可以溶解金、铂等不活泼金属。

$$Au + HNO_3 + 4HCl \xlongequal{\quad\quad} HAuCl_4 + NO \uparrow + 2H_2O$$

硝酸盐大多数是无色晶体，易溶于水，常温下比较稳定，但高温时发生分解而具有氧化性。金属硝酸盐加热分解时，产物与金属的活泼性有关。

（1）金属活性顺序　位于 Mg 之前的金属的硝酸盐，分解生成亚硝酸盐和 O_2。

$$2NaNO_3 \xlongequal{\triangle} 2NaNO_2 + O_2 \uparrow$$

（2）活泼性　位于 Mg ~ Cu 之间的金属的硝酸盐，分解生成金属氧化物、NO_2 和 O_2。

$$2Pb(NO_3)_2 \xlongequal{\triangle} 2PbO + 4NO_2 \uparrow + O_2 \uparrow$$

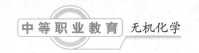

（3）活泼性　在 Cu 之后的金属的硝酸盐，分解生成金属、NO_2 和 O_2。

$$2AgNO_3 \xrightarrow{\triangle} 2Ag + 2NO_2 \uparrow + O_2 \uparrow$$

硝酸盐的用途很广，主要用作氧化剂。高温时分解放出氧气，所以硝酸盐用于制造烟火及黑火药。

二、磷及磷的化合物

单质磷有三种同素异形体：白磷、红磷和黑磷。白磷和红磷在一定条件下可以互相转化。在隔绝空气条件下，白磷加热至 260℃ 转化为红磷，红磷加热至 416℃ 时升华，其蒸气冷却后变成白磷。磷的三种同素异形体性质比较见表 13－2。

表 13－2　磷的三种同素异形体性质比较

物质	熔点（℃）	沸点（℃）	燃点（℃）	密度（g/cm^{-3}）	CS_2 中的溶解情况
白磷	44.1	280.5	34	1.82	易溶
红磷	590	升华	260	2.20	不溶
黑磷	589	升华	265	2.69	不溶

（一）白磷的性质

白磷不溶于水，易溶于二硫化碳（CS_2）、苯（C_6H_6）等非极性溶剂。白磷有剧毒，人的致死量是 0.1g，误服白磷后很快会产生严重的胃肠道腐蚀症状。大量摄入白磷可出现全身出血、呕吐、便血和循环系统衰竭而死。误服少量白磷可用硫酸铜溶液解毒。

1. 自燃　白磷在空气中缓慢氧化，表面积聚的热量达到 40℃ 时，发生自燃，所产生绿光称为磷光。

$$P_4 + 5O_2（充足）\Longrightarrow 2P_2O_5$$

$$P_4 + 3O_2（不足）\Longrightarrow 2P_2O_3$$

因此，白磷一般储存在水中以隔绝空气。白磷自燃生成三氧化二磷（P_2O_3）或五氧化二磷（P_2O_5），它们都以二聚分子的形式存在，即 P_4O_6 或 P_4O_{10}（O_2 充分时以 P_4O_{10} 为主）。P_4O_{10} 具有较强的吸水性，常用于干燥气体或液体；能使硫酸、硝酸等脱水，生成相应的氧化物。

2. 与浓碱反应　磷与热的碱溶液发生反应，生成磷化氢和次磷酸盐。

$$P_4 + 3NaOH + 3H_2O \xrightarrow{\triangle} PH_3 + 3NaH_2PO_2$$

（二）磷酸

磷酸（H_3PO_4）也称为正磷酸，无色晶体，是一种难挥发性酸，能与水以任何比例混溶。市售磷酸是黏稠状的液体，浓度约为 83%。磷酸是三元中强酸、没有氧化性，具有酸的通性。

磷酸是化肥工业生产中的重要中间产品，用于生产高浓度磷肥和复合肥料。磷酸还是肥皂、洗涤剂、金属表面处理剂、食品添加剂、饲料添加剂和水处理剂等所用的各种磷酸盐、磷酸酯的原料。

（三）磷酸盐

磷酸是三元酸，其盐分为三种。碱金属的磷酸盐表示为磷酸盐（M_3PO_4）、磷酸二氢盐（MH_2PO_4）和磷酸氢二盐（M_2HPO_4）。MH_2PO_4 易溶于水；而 M_3PO_4 和 M_2HPO_4 中，除钠、钾及铵盐外其余都难溶于水。

磷酸盐比较稳定，一般不易分解。磷酸盐中最重要的是钙盐。工业上利用天然磷酸钙与浓硫酸反应生产磷肥：

$$Ca_3(PO_4)_2 + 2H_2SO_4 + 4H_2O = Ca(H_2PO_4)_2 + 2CaSO_4 \cdot 2H_2O$$

$Ca(H_2PO_4)_2$ 和 $2CaSO_4 \cdot 2H_2O$ 的混合物称为"过磷酸钙"，用作化肥施用。

碱金属的磷酸盐和酸式盐都易发生水解。例如，Na_3PO_4 溶液水解而显碱性；Na_2HPO_4 溶液水解而显弱碱性。

PO_4^{3-} 具有较强的配位能力，能与许多金属离子形成可溶性的配位离子，如 $[Fe(PO_4)_2]^{3-}$、$[Fe(HPO_4)_2]^-$ 等，在分析化学上常用 PO_4^{3-} 掩蔽 Fe^{3+}。

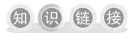

补钙剂——磷酸氢钙

二水合磷酸氢钙（$CaHPO_4 \cdot 2H_2O$）为白色粉末，无臭，无味，难溶于水和乙醇，易溶于稀盐酸、稀硝酸。磷酸氢钙为补钙药，内服可治疗钙缺乏症，常与维生素 D 共同服用，以增强相互的吸收作用，尤其适用于钙质不足的孕妇及幼儿服用。磷酸氢钙制剂为磷酸氢钙片。

水合磷酸二氢钠（$NaH_2PO_4 \cdot 2H_2O$）为无色晶体或白色结晶性粉末，无臭、味咸、略酸，潮解性弱，易溶于水，难溶于乙醇。常被用作调节酸碱度的药。

三、砷及砷的化合物

砷（As）为灰白色固体，在自然界主要以硫化物存在。如雄黄（As_4S_4）、雌黄（As_2S_3）、砷硫铁矿（FeAsS）。

砷的氧化物有三氧化二砷（As_2O_3）和五氧化二砷（As_2O_5），其中三氧化二砷是白色粉末状固体，俗称砒霜，剧毒，致死量为 0.1g，微溶于水，在热水中溶解度稍大。外用治疗慢性皮炎、牛皮癣等。

雄黄为中药矿物药，主要成分是 As_4S_4。外用治疗疮疖疔毒、疥癣及虫蛇咬伤等，也可内服，许多治疗上述病症的内服药中均含有雄黄。雄黄还可用于治疗肠道寄生虫感染和疟疾等。

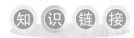

砒霜的药用价值

虽然砒霜一直以来与死亡密切联系在一起，成了死神手中催魂夺命的重要利器。然而就是这种令人谈之色变的剧毒药物，在 20 世纪末却摇身一变，成为人类克服顽疾——癌症的希望。

据路透社报道，美国《血液病学》发表的一项最新成果表明，砒霜制剂作为单药治疗新近诊断的急性早幼粒细胞白血病十分有效。砒霜制剂可诱导走上癌变"邪路"的细胞"改邪归正"，重新返回正确的发育轨道。另一方面砒霜制剂能引导癌细胞"自杀身亡"，让正常细胞去清理其多余、有害、发育不正常的部分，从而使病人获救。

我国医学家根据民间验方，用砒霜提取亚砷酸，成功地治疗了急性早幼粒细胞白血病。近年，砒霜已经在肝、肺、胰、胃、骨、淋巴等器官实体肿瘤的治疗上发挥着越来越积极的作用，而且在全世界范围内，砒霜治疗肿瘤的基础研究和临床研究正在不断深入。相信在不远的将来，砒霜将造福于全人类。

四、其他相关药物

1. 酒石酸锑钾（钠）　　酒石酸锑钾 $KSbC_4H_2O_6 \cdot \frac{1}{2}H_2O$ 为抗血吸虫病药，常用1%的注射液静脉给药。

2. 次水杨酸铋（别名次柳酸铋、碱式水杨酸铋）　　次水杨酸铋 $BiO \cdot C_7H_5O_3$ 为梅毒药，配制成油悬浊液供肌肉注射。也可用于治疗扁平疣。

本章重点知识填空

一、氮族元素的通性

1. 物理性质：_____、_____、_____。

2. 化学性质：_____、_____、_____。

二、氮族元素的重要化合物

1. 氮气的化学性质：_____、_____、_____。

2. 常见氮的氧化物：_____、_____、_____。

3. 氨的化学性质：_____、_____、_____。

4. 铵盐的化学性质：_____、_____。

5. 硝酸的化学性质：_____、_____。

6. NH_4^+ 的检验方法：_____。

7. 磷的同素异形体：_____、_____、_____。

8. 磷酸的性质：_____、_____。

9. 磷酸盐的类型：_____、_____、_____。

10. 砷的重要化合物：_____、_____、_____。

11. 其他药物：_____、_____。

复习思考

一、选择题

1. 关于氮族元素的说法正确的是( )

  A. 最高正价都是 +5 价，最低负价都是 −3 价

  B. 随着原子序数的增大，原子半径逐渐增大

  C. 单质的熔、沸点随着原子序数的增大而升高

  D. 所形成的气态氢化物以 BiH_3 最不稳定

2. 氮气是一种很不活泼的气体，其根本原因是( )

  A. 氮元素的非金属性较弱

  B. 氮原子半径小，核对外层电子吸引力较强

  C. 氮气为双原子分子

  D. 使 N≡N 键断裂需要很高的能量

3. 下列氢化物中，稳定性最差的是( )

  A. NH_3 B. PH_3 C. AsH_3 D. SbH_3

4. 氨是一种重要的致冷剂，这是因为( )

  A. 它在常温下是一种气体   B. 氨极易溶于水

  C. 液氨气化时吸收大量的热量   D. 氮的化合价为 −3 价

5. 在氨水中不可能存在的物质是( )

  A. NH_3 B. NH_4OH C. OH^- D. NH_4^+

6. 将浓 HNO_3 滴在石蕊试纸上，产生的现象为( )

  A. 变为红色   B. 不变颜色   C. 先变红后退色   D. 变为黑色

7. 长期放置的浓硝酸常显黄色，消除其中的黄色最好的方法是( )

A. 在光亮处放置   B. 通入适量的空气

C. 加入足量水   D. 加入漂白粉

8. NH_4NO_3 受热分解产物为（   ）

  A. $NH_3 + HNO_2$ B. $N_2 + H_2O$ C. $NO + H_2O$ D. $N_2O + H_2O$

9. 保存白磷的方法是将其存放入（   ）

  A. 煤油中   B. 水中   C. 液体石蜡中   D. 二硫化碳中

10. 关于白磷和红磷的下列说法中，不正确的是（   ）

  A. 白磷和红磷在一定条件下可以相互转化

  B. 燃烧产物均相同

  C. 都溶于二硫化碳

  D. 保存方法不同

二、填空题

1. 磷在自然界里主要以＿＿＿＿＿＿＿＿的形式存在于矿石中。磷的单质有多种同素异形体，常见的有＿＿＿＿、＿＿＿＿、＿＿＿＿；其中最活泼的是＿＿＿＿，其分子式是＿＿＿＿。

2. 王水中浓硝酸和浓盐酸的体积之比为＿＿＿＿。

3. 白磷可以和氯气反应生成＿＿＿＿或＿＿＿＿。

4. NaH_2PO_4 显＿＿＿＿性，Na_2HPO_4 显＿＿＿＿性，NH_3 显＿＿＿＿性。

三、简答题

1. 为什么在化合物分类中往往把铵盐和碱金属盐列在一起？

2. 写出钠、铅、银金属的硝酸盐热分解反应的方程式。

3. 通常如何存放金属钠和白磷，为什么？

4. 工业生产的浓硝酸通常显黄色，为什么？

扫一扫，知答案

扫一扫，看课件

第 十 四 章

碳族元素和硼族元素

【学习目标】

1. 熟悉　碳、硅的主要化合物及其性质；二氧化碳、碳酸根离子的鉴别。

2. 了解　碳族、硼族元素的通性；碳的两种因素异形体；硼、铅、铝的主要化合物及其性质；铅离子的鉴别。

第一节　碳族元素和硼族元素的通性

一、碳族元素的通性

碳族元素包括碳（C）、硅（Si）、锗（Ge）、锡（Sn）、铅（Pb）五种元素。本族元素从非金属（C、Si）经准金属元素（Ge）过渡到金属元素（Sn、Pb）。碳族元素的性质各异，显示出多样性。碳族元素及单质的主要性质列于表14−1。

表14−1　碳族元素及单质的主要性质

性质	碳	硅	锗	锡	铅
元素符号	C	Si	Ge	Sn	Pb
原子序数	6	14	32	50	82
相对原子质量	12.01	28.09	72.61	118.7	207.2
原子半径（10^{-10}m）	0.77	1.17	1.225	1.405	1.750
价电子层结构	$2s^22p^2$	$3s^23p^2$	$4s^24p^2$	$5s^25p^2$	$6s^26p^2$
主要化合价	+2，+4	+2，+4	+2，+4	+2，+4	+2，+4

性质	碳	硅	锗	锡	铅
单质颜色	无色或黑色	从无色到棕色	灰白色	银白色	银青色
熔点（℃）	3550	1410	937	232	327.7
沸点（℃）	4827	2355	2830	2260	1740
密度（g/cm³）	2.25	2.33	5.35	7.28	11.34

碳族元素属于周期表第ⅣA族，价电子层结构为 ns^2np^2，因此，本族元素得到 4 个电子或失去 4 个电子都很困难。除金属性较强的锡和铅能形成 +2 价离子外，其余元素主要形成 +4 价的共价型化合物。

碳和硅都有自相结合成键的特性，碳自相成键的能力很强。碳、硅与氢元素成键能力大于自身成键的能力，因而都有一系列的氢化物。例如，有机化学中的烃、硅烷等。碳、硅、锗、锡主要形成 +4 价的化合物，铅以 +2 价的化合物最稳定。

二、硼族元素的通性

硼族元素包括硼（B）、铝（Al）、镓（Ga）、铟（In）、铊（Tl）5 种元素。铝在地壳中的含量仅次于氧和硅，金属元素中铝的含量居于首位；硼和铝有富集矿藏，而镓、铟、铊是分散的稀有元素，常与其他矿物共生。本节重点讨论硼、铝及其化合物。硼族元素的主要性质列于表 14 - 2。

表 14 - 2　硼族元素的主要性质

性质	硼	铝	镓	铟	铊
元素符号	B	Al	Ga	In	Tl
原子序数	5	13	31	49	81
相对原子质量	10.81	26.98	69.72	114.8	204.4
原子半径（10^{-10}m）	0.88	1.43	1.25	1.66	1.70
价电子层结构	$2s^22p^1$	$3s^23p^1$	$4s^24p^1$	$5s^25p^1$	$6s^26p^1$
主要化合价	+3	+3	+3	+3	+3

硼族元素属于周期表第ⅢA族，价电子层结构为 ns^2np^1，最外层 3 个电子，一般易失去电子，表现出一定的金属性，并且随着原子序数增大金属性逐渐增强，形成共价键的趋势减弱。硼与其他原子之间主要以共价键结合，硼族的其他 4 种元素均可形成 +3 价离子。

由于硼和铝的原子半径差异较大，因而在性质上有明显的差别。硼显示非金属性，铝以金属性为主；硼主要以共价键结合，而铝既能生成共价化合物，也能形成离子型的化合物。

第二节　碳及碳的化合物

一、碳

碳在自然界含量不多，地壳里含量约 0.027%，碳是地球上化合物最多的元素。例如，大气中的二氧化碳、地壳中的碳酸盐、煤和石油、动植物体内的脂肪、蛋白质和糖类等，他们都是碳的化合物。

碳有金刚石和石墨两种同素异形体。金刚石是典型的原子晶体，晶体中没有自由移动的电子，不能导电。单质中金刚石硬度最大、熔点最高，可以用来切割金属或玻璃，主要用作钻头和磨削工具。石墨晶体是层状结构，层与层之间相邻的碳原子以范德华力相结合。石墨能导电，并且具有很好的导热性。石墨的硬度小、质柔软、有滑腻感，是很好的润滑剂。将石墨在纸上划一下，它的片状结晶能黏附在纸上而留下灰黑色痕迹，所以用来制造铅笔。

课堂互动

1. 用墨汁书写的字多年不褪色，因为墨汁中的主要成分碳在常温下(　　)

　　A. 具有氧化性　　　　　　　　　B. 具有还原性

　　C. 化学性质不活泼　　　　　　　D. 以上说法都不对

2. 制造普通铅笔芯的物质是(　　)

　　A. 铅　　　　　　　　　　　　　B. 铅粉和石墨粉的混合物

　　C. 石墨　　　　　　　　　　　　D. 石墨粉和黏土粉的混合物

二、碳的化合物

（一）碳的氧化物

1. 一氧化碳（CO）　　含碳燃料不完全燃烧生成一氧化碳，它是无色、无臭、无味的气体，比空气略轻，难溶于水。CO 有毒，吸入人体很快与血红蛋白结合成碳氧血红蛋白，导致血红蛋白丧失了输氧能力，从而使人窒息死亡。一般燃气中毒即指一氧化碳中毒。

（1）可燃性：CO 可以作为气体燃料，燃烧时发出浅蓝色火焰并放出大量的热。

$$2CO + O_2 \xrightarrow{\text{点燃}} 2CO_2$$

许多城市居民管道的煤气就是一氧化碳。

（2）还原性：高温下，一氧化碳将一些金属氧化物还原成单质，是很好的还原剂。

$$Fe_2O_3 + 3CO \xm3lrequal{\triangle} 2Fe + 3CO_2 \uparrow$$

常常利用一氧化碳的还原性进行金属的冶炼。

2. 二氧化碳（CO_2） 二氧化碳是无色、无味、无毒的气体，易液化，固体状态称为"干冰"。CO_2不能燃烧，也不助燃，常用作灭火剂。空气中含量过高会造成人缺氧而窒息。CO_2微溶于水，加压将增大其溶解度，食品工业将二氧化碳溶于饮料制备出"汽水"。

（1）与水反应：常温下，1 体积水仅溶解 1 体积的 CO_2，生成碳酸（H_2CO_3）。H_2CO_3是二元弱酸，不稳定，容易分解成二氧化碳和水。

$$CO_2 + H_2O \rightleftharpoons H_2CO_3$$

（2）与碱性氧化物及碱的反应：二氧化碳是酸性氧化物，能与碱性氧化物或碱作用，生成碳酸盐。例如：

$$CO_2 + CaO \xm3lrequal{} CaCO_3 \downarrow$$

$$CO_2 + 2NaOH \xm3lrequal{} Na_2CO_3 + H_2O$$

$$CO_2 + Ca(OH)_2 \xm3lrequal{} CaCO_3 \downarrow + H_2O$$

二氧化碳通入石灰水，生成碳酸钙白色沉淀，此反应可以用来检验二氧化碳。若继续通入二氧化碳，碳酸钙沉淀将溶解生成碳酸氢钙。

$$CaCO_3 \downarrow + CO_2 + H_2O \xm3lrequal{} Ca(HCO_3)_2$$

课堂演示 14 – 1

二氧化碳的检验：取一药匙白色氢氧化钙粉末放入小烧杯中，加入约 $30mL$ 水，搅拌，观察液体浑浊，静置一会，使上层液体澄清，取上层澄清液体置于试管中，通入二氧化碳，观察到澄清石灰水变浑浊了。

（二）碳酸盐

碳酸是二元弱酸，可以形成正盐和酸式盐两种，它们的主要性质有：

1. 溶解性 碳酸的酸式盐都易溶于水，正盐中只有钾、钠和铵的碳酸盐易溶于水，其余均不溶。在含氧酸盐中，一般都是酸式盐较相应的正盐易溶，但碱金属酸式碳酸盐的溶解性小于正盐。例如，在水溶液中，$NaHCO_3$的溶解性小于 Na_2CO_3、$KHCO_3$小于K_2CO_3。

2. 水解性 碳酸是一种弱酸，可溶性的碳酸盐、酸式盐易水解，水解后溶液显碱性。

$$CO_3^{2-} + H_2O \rightleftharpoons HCO_3^- + OH^-$$

$$HCO_3^- + H_2O \rightleftharpoons H_2CO_3 + OH^-$$

由电离方程式可知，可溶性正盐水解分两步，而酸式盐只有一步。因此，碳酸盐的水解程度大于酸式盐。

一般来说，含有 Al^{3+}、Cr^{3+}、Fe^{3+} 等离子的溶液中，加入可溶性碳酸盐时，由于双水解作用，生成氢氧化物沉淀并产生 CO_2 气体。这些金属离子的氢氧化物和碳酸盐的溶解性相近，也能生成碱式碳酸盐。因此，产物比较复杂。

$$2Fe^{3+} + 3CO_3^{2-} + 3H_2O = 2Fe(OH)_3 \downarrow + 3CO_2 \uparrow$$

$$2Cu^{2+} + 2CO_3^{2-} + H_2O = Cu_2(OH)_2CO_3 \downarrow + CO_2 \uparrow$$

金属离子 Ca^{2+}、Ba^{2+}、Ag^+ 等碳酸盐溶解性远小于氢氧化物，它们与可溶性碳酸盐作用，生成碳酸盐沉淀。例如：

$$Ca^{2+} + CO_3^{2-} = CaCO_3 \downarrow$$

3. **热稳定性**　碳酸盐及酸式盐均不稳定，加热发生分解。酸式盐的热稳定性小于相应的正盐。例如：

$$2NaHCO_3 \xrightarrow{\triangle} Na_2CO_3 + CO_2 + H_2O$$

但是，Na_2CO_3 很稳定，加热也不发生分解。

4. **与酸反应**　碳酸盐和酸式盐遇强酸都能发生反应，产生 CO_2 气体。

$$CaCO_3 + 2HCl = CaCl_2 + H_2O + CO_2 \uparrow$$

$$NaHCO_3 + HCl = NaCl + H_2O + CO_2 \uparrow$$

5. **正盐和酸式盐的转化**　CO_2 通入澄清的石灰水中产生白色的碳酸钙沉淀，当二氧化碳过量时，沉淀溶解，生成碳酸氢钙。

$$CaCO_3 + H_2O + CO_2 = Ca(HCO_3)_2$$

将生成的碳酸氢钙溶液进行加热，则溶液中又将出现沉淀：

$$Ca(HCO_3)_2 \xrightarrow{\triangle} CaCO_3 \downarrow + CO_2 \uparrow + H_2O$$

自然界溶有二氧化碳的水流经碳酸盐岩石时，不溶性的碳酸盐转化成可溶性酸式盐而被侵蚀，天长日久逐渐形成了"溶洞"。当溶有碳酸氢盐的水流经二氧化碳含量较少的地方时，会放出二氧化碳，使碳酸盐沉淀下来，慢慢便形成了钟乳石、石笋等景观。如果溶液中含有重金属离子，钟乳石、石笋等呈现出不同美丽的颜色。

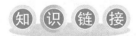

抗酸药

临床上常用于治疗消化系统疾病——消化性溃疡使用一类药物抗酸药有碳酸氢钠、碳酸钙等，这些都属于一类弱碱性化合物，口服后能中和过多胃酸，解除胃酸对胃黏膜及溃疡面的侵蚀和刺激，从而缓解疼痛，促进溃疡愈合。

第三节 硅、硼的重要化合物

一、硅的重要化合物

硅在地壳中的含量仅次于氧，丰度位居第二。主要化合物有二氧化硅、硅酸及其盐。

（一）二氧化硅（SiO_2）

二氧化硅称为硅石，自然界分布广泛。天然的二氧化硅有晶体和无定形两大类。晶体二氧化硅主要存在于石英矿中。纯净无色透明的石英称为水晶，可用于制造精密光学仪器部件；含有少量杂质的石英晶体如紫水晶、烟水晶可用作饰品；含有较多杂质的石英细粒即通常所说的沙子。无定形二氧化硅如硅藻土，其颗粒小、表面积大，可用作吸附剂。

1. 与氢氟酸反应 二氧化硅性质不活泼，一般不与酸作用，但能与氢氟酸发生反应。

$$SiO_2 + 4HF \Longrightarrow SiF_4 \uparrow + 2H_2O$$

2. 与碱、碱性氧化物的反应 二氧化硅不溶于水，也不与水反应。二氧化硅是酸性氧化物，能与碱、碱性氧化物反应生成相应的硅酸盐。

$$SiO_2 + CaO \Longrightarrow CaSiO_3$$

$$SiO_2 + 2NaOH \Longrightarrow Na_2SiO_3 + H_2O$$

实验室里，带玻璃塞的试剂瓶或酸式滴定管不能盛放碱液，否则玻璃中的二氧化硅与碱性物质发生反应，使仪器黏合在一起。

（二）硅酸（H_2SiO_3）

硅酸难溶于水，其酸性弱于碳酸，可以形成胶体溶液，常称为硅酸溶胶。将硅酸干燥脱水得到多孔性的硅胶。硅胶有很强的吸水性，用作干燥剂、吸附剂、催化剂和载体。例如，硅胶中加入无水二氯化钴，是实验室常用的干燥剂。根据硅胶颜色（无水二氯化钴呈蓝色、水合二氯化钴成粉红色）的变化，可以判断硅胶吸水的程度。吸水后的粉红色硅胶经加热脱水后可以重复使用。

（三）硅酸盐

自然界存在大量的硅酸盐，地壳95%为硅酸盐矿，如长石、云母、石棉等等。大部分硅酸盐不溶于水，只有钾、钠的硅酸盐能溶于水。硅酸钠为白色晶体、易水解。水溶液呈碱性，俗称"泡花碱"，是无色或灰白色的浓稠液体，可作黏合剂；纺织物或木材经硅酸钠的水溶液浸泡后，具有耐火防腐作用。

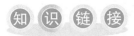

重要的硅酸盐产品

普通陶瓷是以黏土为主要原料烧制而成的硅酸盐制品。主要用于餐具、绝缘瓷、坩埚、蒸发皿等的制作。

玻璃的主要成分是二氧化硅。没有固定的熔点，某个温度范围内可以软化，软化时被吹制成各种形状。玻璃用来制作化学仪器、光学仪器、建筑材料等。

水泥是由石灰石、黏土、铁矿石等磨成粉料，加热烧结后生成硅酸盐，再加适量石膏磨成细粉状制得。水泥是一种非常重要的建筑材料，与沙子、水混合得到水泥砂浆是建筑用黏合剂；与沙子、碎石的混合物称作混凝土。

二、硼的重要化合物

1. 硼酸（H_3BO_3） 硼酸是一元弱酸，冷水中溶解度较小，沸水中较大，能溶于酒精或甘油中。硼酸盐溶液中加入酸，可以析出硼酸。例如，用硼砂与盐酸反应可以制备硼酸。

$$Na_2B_4O_7 + 2HCl + 5H_2O =\!=\!= 2NaCl + 4H_3BO_3$$

硼酸是白色片状晶体，有滑腻感，医药上用途广泛，用于伤口消毒、清洗眼睛或溃疡伤口；口腔内感染时用作漱口消毒液。硼酸甘油用来治疗中耳炎；硼酸软膏可以治疗皮肤溃疡、烧伤和褥疮等。硼酸具有收敛作用，能减少排汗，是痱子粉的主要成分；硼酸还用作食品防腐剂。大量硼酸则用于玻璃工业和搪瓷工业。

2. 硼砂（$Na_2B_4O_7 \cdot 10H_2O$） 四硼酸钠俗称硼砂，是无色、无臭、透明晶体或白色结晶性粉末，在干燥空气中易风化。硼砂发生水解而使溶液显碱性：

$$B_4O_7^{2-} + 7H_2O =\!=\!= 4H_3BO_3 + 2OH^-$$

硼砂具有消毒、杀菌、防腐作用，医药上用作消毒剂和防腐剂。复方硼砂漱口片用于治疗口腔炎、咽喉炎和扁桃体炎。

第四节 铝、铅的重要化合物

一、铝的重要化合物

1. 氧化铝（Al_2O_3） 氧化铝为白色粉末，不溶于水。它有两种变体，$\alpha - Al_2O_3$（俗称刚玉）和 $\gamma - Al_2O_3$（活性氧化铝）。

刚玉熔点高，硬度大，仅次于金刚石，用作硬度材料、研磨材料和耐火材料等。刚玉有天然和人造的两种，他们常含有不同的杂质，可以呈现各种鲜明的颜色，称为宝石。如

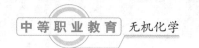

含铬的称为红宝石，含铁或钛的称为蓝宝石。人造宝石用于钟表轴承。α-氧化铝性质很稳定，不溶于水、酸和碱溶液。

γ-氧化铝是无定形白色粉末，不溶于水，但溶于酸和碱溶液，是典型的两性氧化物：

$$Al_2O_3 + 6H^+ === 2Al^{3+} + 3H_2O$$

$$Al_2O_3 + 2OH^- === 2AlO_2^- + H_2O$$

2. 氢氧化铝〔$Al(OH)_3$〕　　氢氧化铝具有两性，既能与酸反应，也能与碱反应，其碱性略强于酸性：

$$Al(OH)_3 + 3HCl === AlCl_3 + 3H_2O$$

$$Al(OH)_3 + NaOH === NaAlO_2 + 2H_2O$$

氢氧化铝碱性较弱，临床上可以治疗胃酸过多。氢氧化铝中和胃酸后生成的氯化铝具有收敛、止血的作用功能。因此，医药上常用作抗酸药。

课堂互动

据媒体报道：市场上的膨化食品中有三成以上铝严重超标，长期食用铝含量过高的膨化食品，会干扰人的思维、意识与记忆功能，引起神经系统病变，摄入过量的铝，还能引起软骨症等。下列有关说话正确的是：

A. 因为铝对人体有害，故不能使用铝锅等作炊具

B. 治疗胃酸过多的药物的主要成分是氢氧化铝，因此铝元素超标对人体无影响

C. 膨化食品中的铝元素超标可能来自发酵剂明矾

D. 土壤的主要成分是 $Al_2O_3 \cdot 2SiO_2 \cdot 2H_2O$，因此粮食中含有较多的铝元素，人过多食用含铝元素的食品显然也没有影响

二、铅的重要化合物

1. 铅的氧化物　　铅的氧化物有氧化铅（PbO）、二氧化铅（PbO_2）和四氧化三铅（Pb_3O_4）。铅氧化物的主要性质列于表14-3。

2. 铅盐　　铅能形成许多化合物，其特点是大多数难溶于水、有颜色和有毒。铅盐中只有醋酸铅和硝酸铅溶于水。

醋酸铅有甜味，俗称"铅糖"，也称"铅霜"，有剧毒。铅的化合物与蛋白质分子中半胱氨酸反应生成难溶物，可以导致蛋白质变性而中毒。

Pb^{2+} 与铬酸钾溶液反应生成黄色沉淀，此反应用作 Pb^{2+} 的鉴别。

$$Pb^{2+} + CrO_4^{2-} === PbCrO_4 \downarrow （黄色）$$

$PbCrO_4$ 沉淀溶于强酸或强碱溶液中，因此，上述反应必须在中性或弱碱性溶液中进行。

表 14 – 3　铅氧化物的主要性质

铅的主要氧化物	PbO	PbO$_2$	Pb$_3$O$_4$
状态	黄色粉末，有毒	棕色粉末	红色粉末
溶解度	不溶于水，易溶于硝酸和醋酸溶液	不溶于水，易溶于碱生成铅酸盐	不溶于水，易溶于热碱液、稀硝酸、乙酸、盐酸
用途	主要用于生产铅蓄电池及铅的化合物，少量用于制造防辐射橡胶制品	用于染料、火柴、焰火及合成橡胶的制造。二氧化铅电极是良好的阳极材料，可代替铂阳极	有杀死细菌和寄生虫的作用，医药上用作外用药膏，具有杀菌、收敛、止痛功能。工业上用作涂料，涂在钢材表面防锈，还可用作颜料

$$2PbCrO_4 + 2HNO_3 \Longrightarrow Pb(NO_3)_2 + PbCr_2O_7 + H_2O$$

$$PbCrO_4 + 4NaOH \Longrightarrow Na_2[Pb(OH)_4] + Na_2CrO$$

知 识 链 接

铅对人体的危害

铅的累积摄入，会导致人的神经系统紊乱，严重损害消化系统。机动车尾气中铅，对孕妇和儿童的影响尤为严重。血铅含量过高，会影响儿童的发育和智力，还可以引发成人血压增高和心血管疾病。因此，要严格控制铅对大气和水质的污染。

本章重点知识填空

一、碳族元素

1. 碳族元素的价电子构型为_____，常见的化合价为_____，与其他元素的原子化合时，主要形成_____化合物。

2. 碳有两种同素异形体_____，_____。

3. 常见的碳的化合物有_____，_____，_____及_____。

4. 硅的重要化合物有_____，_____，_____。

5. 铅的重要化合物有_____，_____，铅和一切铅的化合物都有毒。

二、硼族元素

1. 硼族元素的价电子构型为_____，并且随着原子序数增大，金属性_____。硼与其他原子之间主要以_____结合，硼族的其他 4 种元素均可形成_____的离子。

2. 硼的重要化合物有_____，_____。

3. 铝的重要化合物有_____，_____，它们都具有两性。

复习思考

一、选择题

1. 下列物质属于同素异形体的是(　　)

    A. ^{12}C 和 ^{14}C B. O_2 和 O_3 C. H_2O 和 H_2O_2 D. I_2 和 I^-

2. 下列物质硬度最小的是(　　)

    A. 金刚石   B. 石墨   C. 铅   D. 二氧化硅

3. 一般燃气中毒指的是(　　)中毒

    A. CO_2 B. O_2 C. CO D. NO

4. 变色硅胶中加入的物质是(　　)，根据硅胶颜色（无水二氯化钴呈蓝色，水合二氯化钴呈粉色）的变化，来判断硅胶吸水的程度

    A. Fe   B. Cr   C. Ti   D. $CoCl_2$

5. 造成大气污染并形成酸雨的气体是(　　)

    A. CO_2 和 CO   B. CO_2 和水蒸气   C. SO_2 和 NO_2 D. N_2 和 CO_2

二、填空题

1. 碳族元素包括_____、_____、_____、_____和_____。硼族元素包括_____、_____、_____、_____和_____。

2. 常用作灭火器的是_____，利用了它的_____、_____的性质。

3. 玻璃的只要成分是_____，在实验室中，带玻璃塞的试剂瓶不能盛放碱性液体，其因为_____。有关反应方程式是_____。

4. 氢氧化铝具有_____性，临床上常用作_____。

5. 将二氧化碳气体通入澄清的石灰水中，会出现_____，继续通入过量的二氧化碳时则_____，然后加热，则溶液_____，有关的化学方程式_____。

扫一扫，知答案

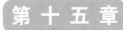

第 十 五 章

过渡元素

扫一扫，看课件

【学习目标】

1. 熟悉 Cr、Mn、Fe、Cu、Ag、Hg 等过渡元素重要化合物的基本性质。

2. 了解 过渡元素元素原子的结构特点及通性；过渡元素在生物体内的存在形式及生物效应。

第一节 过渡元素概述

过渡元素包括 d 区和 ds 区元素，位于周期表四、五、六周期的中部，从ⅢB 族～ⅡB 族共 37 种元素（不含镧系元素和锕系元素）。过渡元素原子结构上的共同特点是随着核电荷的增加电子依次填充在次外层的 d 轨道上，而最外层只有 1~2 个（除 Pd 外）电子，较易失去电子，表现出金属的性质，也称为过渡金属。

一、原子结构的特点

过渡元素最外层有 1~2 个电子（Pd 除外），最后一个电子排在次外层的 d 轨道上（ⅡB 除外），价电子层结构为 $(n-1)d^{1\sim10}ns^{1\sim2}$（钯除外，其价电子结构为 $4d^{10}$），过渡元素原子（ⅠB、ⅡB 除外）都具有未充满电子的 d 轨道。因此，过渡元素性质之间有许多相似之处。

过渡元素与同周期的ⅠA、ⅡA 族元素比较，原子半径较小。同一周期过渡元素随原子序数的增加，原子半径依次减少，而各周期最后 2~3 个元素又有所增大。同族中，从上到下，原子半径略有增大，受镧系收缩的影响，第二、第三过渡系元素的原子半径非常

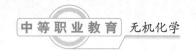

接近，没有明显的变化（与主族元素相比）。

二、单质的相似性

过渡元素都是金属，大部分金属硬度较大，熔点和沸点高（锌、镉、汞除外），密度大，具有良好的延展性、导电性和导热性。

过渡元素单质的金属活泼性也具有一定的相似性，多数是比较活泼的金属，只有少数（如钯、铂、铜、银、金和汞）不活泼。

三、氧化数的多变性

过渡元素原子次外层 d 电子和最外层 s 电子能量接近，在化学反应中，ns 电子首先参与成键，故元素的氧化数通常从 +2 开始，在一定条件下，$(n-1)$ d 电子也可以部分或全部参与成键，所以大多数过渡元素具有多种可变的氧化数，一般由 +2 增加到与族序数相同的氧化数（Ⅷ族除 Ru、Os 外，其他元素无 +8 氧化数）。表 15-1 列出第一过渡系元素常见的氧化数。

表 15-1　第一过渡系元素常见的氧化数

元素	Sc	Ti	V	Cr	Mn	Fe	Co	Ni	Cu	Zn
价电子层结构	$3d^14s^2$	$3d^24s^2$	$3d^34s^2$	$3d^54s^1$	$3d^54s^2$	$3d^64s^2$	$3d^74s^2$	$3d^84s^2$	$3d^{10}4s^1$	$3d^{10}4s^2$
氧化数	（+2）	+2	+2	+2	+2	+2	+2	+2	+2	+2
		+3	+3	+3	+3	+3	+3	（+3）	+1	
		+4	+4	+4	+4					
			+5		+5					
				+6	+6	（+6）				
					+7					

注：表中有括号"（）"的为不稳定氧化数。

四、水合离子的颜色

过渡元素的化合物或离子普遍具有颜色，这是过渡元素区别于主族元素的重要特征之一。水合离子的颜色与离子 d 轨道上的电子数有关，若离子价电子层的 d 轨道上有电子而又未充满，则水合离子有颜色；若 d 轨道上全空或全充满，则离子没有颜色。几种过渡元素水合离子的颜色见表 15-2。

表 15 - 2　几种过渡元素离子水合离子的颜色

离子	Sc^{3+}	Ti^{4+}	V^{4+}	Cr^{3+}	Mn^{2+}	Mn^{3+}	Fe^{2+}	Fe^{3+}	Co^{2+}	Ni^{2+}	Cu^{2+}	Zn^{2+}
价电子层结构	$3d^0$	$3d^0$	$3d^1$	$3d^3$	$3d^5$	$3d^4$	$3d^6$	$3d^5$	$3d^7$	$3d^8$	$3d^9$	$3d^{10}$
颜色	无色	无色	蓝色	紫色	肉色	紫色	浅绿色	黄色	粉红色	绿色	蓝色	无色

五、配位化合物的形成

过渡元素的离子（或原子）大多数具有未充满电子的 $(n-1)$ d 轨道和空的 ns、np 轨道，它们具有较强的吸引配体、接受孤对电子的能力，易形成配位键，生成稳定的配合物。

课堂互动

1. 简述过渡元素在周期表中的位置及原子结构的特点。

2. 简述过渡元素共同特征有哪些？

第二节　重要的过渡元素化合物

一、铜、锌副族元素及重要化合物

（一）铜、银的重要化合物

铜、银是周期表第 I B 族元素，价电子层构型为 $(n-1)$ $d^{10}ns^1$。铜和银单质具有较高的熔点、沸点及良好的延展性，密度较大。银的导电性和导热性最好，铜次之。它们都是不活泼的金属，银次于铜。

1. 氧化亚铜（Cu_2O）　自然界存在的 Cu_2O（赤铜矿）为棕红色，难溶于水，很稳定。医学上用碱性酒石酸钾钠与铜（Ⅱ）盐溶液反应，根据 Cu_2O 沉淀的量，判断糖尿病患者尿糖的大致含量。

Cu_2O 是碱性氧化物，与酸作用易发生歧化反应，生成 Cu^{2+} 离子和 Cu 沉淀：

$$Cu_2O + 2H^+ =\!=\!= Cu^{2+} + Cu\downarrow + H_2O$$

2. 氧化铜（CuO）　CuO 为黑色固体，高温时具有较强的氧化性。CuO 能将有机物氧化成 CO_2 和 H_2O，本身被还原成金属铜。利用这一性质，有机物分析中用于测定碳和氢的含量。CuO 是难溶于水的碱性氧化物，易溶于酸生成相应的盐。

$$CuO（黑褐色）+ 2H^+ =\!=\!= Cu^{2+} + H_2O$$

3. 氢氧化铜［$Cu(OH)_2$］　$Cu(OH)_2$ 为天蓝色粉末状固体，难溶于水，不稳定，加热到 80℃时，脱水生成黑褐色的 CuO。$Cu(OH)_2$ 略显两性，既溶于酸又溶于过量浓的强碱溶液中，生成蓝紫色的 $[Cu(OH)_4]^{2-}$ 配离了。

$$Cu(OH)_2 + 2OH^- =\!=\!= [Cu(OH)_4]^{2-} \text{（蓝紫色）}$$

$Cu(OH)_2$ 能溶于氨水，生成深蓝色的 $[Cu(NH_3)_4]^{2+}$ 配离子：

$$Cu(OH)_2 + 4NH_3 =\!=\!= [Cu(NH_3)_4]^{2+} + 2OH^-$$

4. 硫酸铜（$CuSO_4$）　　无水硫酸铜为白色粉末状，不溶于乙醇和乙醚，其吸水性很强，吸水后显蓝色，形成含 5 个结晶水（$CuSO_4 \cdot 5H_2O$）的蓝色晶体，俗称胆矾或蓝矾。可利用这一性质，检验乙醇、乙醚等有机溶剂中的微量水分或作干燥剂。胆矾内服可作催吐剂；硫酸铜 $CuSO_4$ 对黏膜有收敛、刺激的作用，具有较强的杀真菌作用，外用可治疗各种真菌感染的皮肤病；眼科用于治疗沙眼、结膜炎等。

5. 硝酸银（$AgNO_3$）　　$AgNO_3$ 中含有机物杂质、见光或加热到 440℃，都将发生分解生成金属银。因此 $AgNO_3$ 应保存在棕色瓶中。

$$2AgNO_3 \xrightarrow{\text{光}} 2Ag\downarrow + 2NO_2\uparrow + O_2\uparrow$$

$AgNO_3$ 有一定的氧化性，在水溶液中可被金属 Cu、Zn 等还原为单质，但并不能够氧化 I^-、H_2S 等还原剂。

Ag^+ 主要形成配位数为 2 的直线型配离子，例如 $[Ag(NH_3)_2]^+$、$[AgCl_2]^-$、$[Ag(CN)_2]^-$ 等。其中 $[Ag(NH_3)_2]^+$ 可用于制造保温瓶胆和镜子镀银，反应式为：

$$2[Ag(NH_3)_2]^+ + RCHO + 3OH^- =\!=\!= 2Ag\downarrow + 4NH_3\uparrow + RCOO^- + 2H_2O$$

此反应称为银镜反应，可用来检验醛类化合物。

课堂演示 15 - 1

在洁净的试管里加入 1mL 2% 的硝酸银溶液，然后加入 10% 氢氧化钠水溶液 2 滴，振荡试管，可以看到白色沉淀。再逐滴滴入 2% 的稀氨水，直到最初产生的沉淀恰好溶解为止，此时得到的溶液即为银氨溶液。最后滴入 3 滴乙醛，振荡后把试管放在热水浴中温热。一段时间后可以看到，试管内壁被加热区域上附着一层光亮如镜的金属银。

$AgNO_3$ 是可溶性银盐，能破坏和腐蚀机体组织，遇蛋白质生成沉淀，所以皮肤或衣物接触 $AgNO_3$ 会变黑。$AgNO_3$ 常用作分析试剂，临床上用作收敛剂、腐蚀剂和消毒剂。0.25% ~0.5% 的 $AgNO_3$ 溶液可用于治疗眼科炎症，更高浓度的 $AgNO_3$ 溶液可用于治疗宫颈、口腔及其他组织的炎症；也可治疗溃疡和慢性肉芽创面。

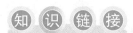

铜是体内重要的微量元素。铜是血红蛋白的活化剂，参与许多酶的代谢。缺

乏时，不仅影响体内的许多生化反应，还会影响机体的造血功能，并引起食欲下降、心脏病、贫血、骨骼改变、冠心病、白癜风病、女性不孕症等。过量时，又会导致肝、肾坏死和红细胞破裂等严重的病症。

（二）锌、汞的重要化合物

锌、汞位于周期表ⅡB族，它们的价电子构型为 $(n-1)d^{10}ns^2$。最外层有 2 个电子，次外层有 18 个电子。

锌单质略带蓝色，熔点、沸点较低，并且低于碱金属。锌是较活泼的金属，在含有 CO_2 的潮湿空气中，生成一层保护膜——碱式碳酸锌 $ZnCO_3 \cdot Zn(OH)_2$。

$$4Zn + 2O_2 + 3H_2O + CO_2 = ZnCO_3 \cdot 3Zn(OH)_2$$

因此，锌在空气中比较稳定，常温下不与水反应，常将锌镀在铁和钢的表面，增加抗腐蚀能力，如镀锌铁皮（白铁皮）。

汞是不活泼金属，金属中熔点最低，常温下以液态存在。汞密封保存于瓷瓶中，并在上面覆盖一层水，以防止挥发。汞蒸气毒性很大，吸入后会产生慢性中毒。汞可溶解许多金属形成汞齐。若不慎将液汞洒落，可用锡箔回收，残留的汞可通过硫磺或三氯化铁进行处理，汞和硫粉很容易形成硫化汞，以消除汞蒸气的毒性。

$$Hg + S = HgS$$

$$2Hg + 2FeCl_3 = Hg_2Cl_2 + 2FeCl_2$$

1. 氢氧化锌 [Zn(OH)$_2$]　在锌盐溶液中加入适量强碱，可以得到氢氧化锌。

$$ZnCl_2 + 2NaOH = Zn(OH)_2 \downarrow + 2NaCl$$

$Zn(OH)_2$ 在水中为白色胶状沉淀，具有两性，既能溶于酸也能溶于碱。

$$Zn(OH)_2 + 2HCl = ZnCl_2 + 2H_2O$$

$$Zn(OH)_2 + 2NaOH = Na_2[Zn(OH)_4]$$

$Zn(OH)_2$ 能溶于过量的氨水，生成可溶性的配合物，使沉淀溶解。

$$Zn(OH)_2 + 4NH_3 \cdot H_2O = [Zn(NH_3)_4](OH)_2 + 4H_2O$$

$Zn(OH)_2$ 加热时容易脱水变为 ZnO。ZnO 和 $Zn(OH)_2$ 都是共价型化合物。

2. 氯化锌（$ZnCl_2$）　$ZnCl_2$ 为白色易潮解的固体，易溶于水、醇和醚中。它在水中的溶解度很大，吸水性很强，有机化学中常用它作脱水剂和催化剂。一般要在干燥 HCl 气体中加热脱水制得无水氯化锌。10℃时，100g 水中能溶解 330g $ZnCl_2$。$ZnCl_2$ 浓溶液与 ZnO 的混合物能迅速硬化，牙科常用作黏合剂。浓 $ZnCl_2$ 溶液可溶解纤维素，因此不能用滤纸过滤。

$$ZnCl_2 + H_2O = Zn(OH)Cl + HCl$$

在 $ZnCl_2$ 浓溶液中，由于生成配合酸，有显著的酸性，能溶解金属氧化物：

$$ZnCl_2 + H_2O \Longrightarrow H[ZnCl_2(OH)]$$

$$FeO + H[ZnCl_2(OH)]_2 \Longrightarrow Fe[ZnCl_2(OH)]_2 + H_2O$$

所以 $ZnCl_2$ 浓溶液常被用作焊药，清除金属表面的氧化物，而又不致损害金属表面，便于焊接。

3. 氯化汞（$HgCl_2$） $HgCl_2$ 为共价型化合物，熔点较低（280℃），易升华，俗称升汞，置于暗处及棕色瓶中保存。$HgCl_2$ 溶于水，有剧毒，不可内服。其稀溶液有杀菌作用，在医药上作消毒剂和防腐剂。氧化汞和盐酸作用可得 $HgCl_2$。$HgCl_2$ 水溶液可用于动植物标本的保存，防止虫蛀。$HgCl_2$ 是中药白降丹的主要成分。

氯化汞为白色晶体，易溶于水，电离度很小，是盐类物质中为数不多的弱电解质。氯化汞的主要化学性质如下：

（1）与氢氧化钠反应：$HgCl_2$ 与 NaOH 反应，生成黄色氧化汞沉淀。

$$HgCl_2 + 2NaOH \Longrightarrow HgO\downarrow + 2NaCl + H_2O$$

（2）与氨水反应：$HgCl_2$ 与氨水反应，生成白色沉淀氯化氨基汞（$HgNH_2Cl$），俗称白降汞，可用于治疗疥、癣等皮肤病。此反应可用于鉴定 Hg（Ⅱ）离子。

$$HgCl_2 + 2NH_3 \cdot H_2O \Longrightarrow HgNH_2Cl\downarrow + NH_4Cl + 2H_2O$$

（3）与 KI 反应：$HgCl_2$ 与 KI 反应，生成 HgI_2 猩红色沉淀。

$$HgCl_2 + 2KI \Longrightarrow HgI_2\downarrow + 2KCl$$

若加入过量的 KI 溶液，该沉淀溶解，生成无色的 $K_2[HgI_4]$：

$$HgI_2 + 2KI \Longrightarrow K_2[HgI_4]$$

（4）与 $SnCl_2$ 反应：$HgCl_2$ 与 $SnCl_2$ 反应，生成氯化亚汞（Hg_2Cl_2）白色沉淀。

$$2HgCl_2 + SnCl_2 \Longrightarrow Hg_2Cl_2\downarrow + SnCl_4$$

加入过量的 $SnCl_2$，生成黑色的金属汞：

$$Hg_2Cl_2 + SnCl_2 \Longrightarrow 2Hg\downarrow + SnCl_4$$

反应过程中可以观察到沉淀由白色经灰色最后变成黑色。分析化学中利用此反应鉴定 Hg（Ⅱ）或 Sn（Ⅱ）。

4. 氯化亚汞（Hg_2Cl_2） Hg_2Cl_2 俗称甘汞，白色结晶粉末，难溶于水，能溶于硝酸。内服少量无毒，可作缓泻药或肠道消毒物；外用治疗慢性溃疡及皮肤病。中药轻粉的主要成分是 Hg_2Cl_2。Hg_2Cl_2 遇光或受热逐渐分解，生成毒性大的 $HgCl_2$ 和 Hg，颜色加深。因此 Hg_2Cl_2 要保存在密闭的棕色瓶中，并置于干燥处。

$$Hg_2Cl_2 \xrightarrow{\text{光或热}} HgCl_2 + Hg$$

Hg_2Cl_2 的化学性质主要有：

（1）与氢氧化钠反应：Hg_2Cl_2 与 NaOH 反应，生成黑色的单质 Hg 和黄色的 HgO

沉淀。

$$Hg_2Cl_2 + 2NaOH = Hg\downarrow + HgO\downarrow + 2NaCl + H_2O$$

（2）与氨水反应：Hg_2Cl_2 与氨水反应，生成灰黑色的 Hg 单质和 $HgNH_2Cl$ 的混合物。

$$Hg_2Cl_2 + 2NH_3 \cdot H_2O = Hg + HgNH_2Cl + NH_4Cl + 2H_2O$$

（3）与 KI 溶液反应：Hg_2Cl_2 与 KI 反应，生成的沉淀由白色、黄绿色转化为黑色。

$$Hg_2Cl_2 + 2KI = Hg_2I_2\downarrow（黄绿色）+ 2KCl$$

$$Hg_2I_2 = HgI_2 + Hg\downarrow$$

（4）与 $SnCl_2$ 反应：Hg_2Cl_2 与 $SnCl_2$ 反应，生成黑色的单质汞。

$$Hg_2Cl_2 + SnCl_2 = 2Hg\downarrow + SnCl_4$$

利用上述性质，可区别汞盐和亚汞盐。

课堂互动

如何区别汞盐和亚汞盐？

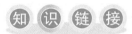

　　锌是人体必需的微量元素，锌与蛋白质和核酸的合成有密切关系，是构成人体多种蛋白质所必需的元素。锌能维持细胞膜的稳定性并参与许多酶的代谢。锌是人体海马回的重要构成元素之一，因此它与记忆力和智力有着非常大的关系。儿童缺锌会造成记忆力下降和情绪失控，影响味觉、食欲、身高和体重。建议常吃一些牡蛎、海蟹、粗粮、蔬菜补充所需要的锌。但体内锌过量会影响其他营养元素的吸收，如铁、钙等，可引起儿童顽固性贫血等疾病，间接性的会引起抽筋等症状的发生。

二、铬、锰的重要化合物

（一）铬的重要化合物

铬是周期系ⅥB族元素，价电子层结构为 $3d^5 4s^1$。常见的氧化数有 +3、+6 价。

1. 三氧化二铬（Cr_2O_3）　　Cr_2O_3 是极难熔化的氧化物之一，熔点2275℃，微溶于水，易溶于酸。灼烧过的 Cr_2O_3 不溶于水，也不溶于酸。Cr_2O_3 是制备其他铬化合物的原料，也常作为绿色颜料而广泛应用于玻璃、陶瓷、涂料、印刷等工业，近年来也用它作为有机合成的催化剂。Cr_2O_3 是鲜艳绿色的晶体，呈两性。

$$Cr_2O_3 + 6H^+ = 3H_2O + 2Cr^{3+}（绿色）$$

$$Cr_2O_3 + 2OH^- = H_2O + 2CrO_2^-（深绿色）$$

2. 氢氧化铬〔Cr（OH）₃〕 向 Cr（Ⅲ）盐溶液中加入适量碱，可析出灰蓝色水合三氧化二铬（$Cr_2O_3 \cdot xH_2O$）胶状沉淀，可简写为 Cr（OH）₃。Cr（OH）₃是灰绿色胶状沉淀。在铬（Ⅲ）盐溶液中加入氨水或适量的碱，即可得到。

$$Cr^{3+} + 3NH_3 \cdot H_2O == Cr(OH)_3\downarrow + 3NH_4^+$$

Cr（OH）₃难溶于水，是两性氢氧化物，既溶于酸又溶于碱。溶于酸生成蓝紫色的铬（Ⅲ）盐；溶于碱生成亮绿色的亚铬（Ⅲ）酸盐。

$$Cr(OH)_3 + 3H^+ == Cr^{3+} + 3H_2O$$

$$Cr(OH)_3 + OH^- == CrO_2^- + 2H_2O$$

此外，Cr（OH）₃还能溶解于过量的氨水中，生成铬氨配合物。

$$Cr(OH)_3 + 6NH_3 \cdot H_2O == [Cr(NH_3)_6](OH)_3 + 6H_2O$$

3. 铬酐（CrO_3） 三氧化铬俗名"铬酐"，是暗红色针状晶体，强氧化剂。溶于水形成铬酸（H_2CrO_4）和重铬酸（$H_2Cr_2O_7$），故称为铬酐。

铬酸和重铬酸均为强酸，只存在于水溶液中，H_2CrO_4为二元强酸，酸性接近硫酸，$H_2Cr_2O_7$的酸性比 H_2CrO_4还强些。

向 $K_2Cr_2O_7$饱和溶液中，边搅拌边缓慢加入浓硫酸，即可析出深红色的 CrO_3晶体。

$$K_2Cr_2O_7 + H_2SO_4（浓）== K_2SO_4 + 2CrO_3 + H_2O$$

CrO_3呈暗红色，易溶于水，熔点较低，热稳定性较差，加热超过其熔点时分解放出氧气：

$$4CrO_3 \xlongequal{\triangle} 2Cr_2O_3 + 3O_2\uparrow$$

CrO_3具有强氧化性，工业上主要用于电镀业和鞣革业，还可用作金属清洁剂等。

4. 铬酸盐和重铬酸盐 常见的铬酸盐有铬酸钾（K_2CrO_4）和铬酸钠（Na_2CrO_4），它们都是黄色晶体。重铬酸钾（$K_2Cr_2O_7$）俗称红钾矾，重铬酸钠（$Na_2Cr_2O_7$）俗称红钠矾，它们都是橙红色的晶体。其中 $K_2Cr_2O_7$在低温下的溶解度极小，又不含结晶水，而且不易潮解，故常用作定量分析中的基准物。

（1）强氧化性：在酸性介质中，重铬酸盐具有较强的氧化性；在碱性溶液中，铬酸盐的氧化性极弱。

酸性溶液中，$Cr_2O_7^{2-}$ 可以将 H_2S、I^- 和 Fe^{2+} 等氧化，本身被还原成为 Cr^{3+} 离子。

$$Cr_2O_7^{2-} + 3H_2S + 8H^+ == 2Cr^{3+} + 3S\downarrow + 7H_2O$$

$$Cr_2O_7^{2-} + 6I^- + 14H^+ == 2Cr^{3+} + 3I_2 + 7H_2O$$

加热条件下，$K_2Cr_2O_7$能与浓 HCl 作用放出 Cl_2：

$$K_2Cr_2O_7 + 14HCl（浓）== 2CrCl_3 + 3Cl_2\uparrow + 7H_2O + 2KCl$$

铬酸洗液是重铬酸盐的饱和溶液与浓 H_2SO_4混合得到。铬酸洗液用于洗涤实验室玻璃器皿上的污物。当洗液的颜色由红棕色变为暗绿色时，表明洗液已失效。由于 Cr（Ⅵ）有明显的毒性，铬酸洗液已逐渐被其他洗涤剂所代替。

（2）$Cr_2O_7^{2-}$ 和 CrO_4^{2-} 的相互转化：重铬酸盐和铬酸盐在溶液中存在着下列平衡：

$$Cr_2O_7^{2-}（橙红色）+H_2O \rightleftharpoons 2HCrO_4^- \rightleftharpoons 2CrO_4^{2-}（黄色）+2H^+$$

上述平衡体系中，加酸向左移动，$Cr_2O_7^{2-}$ 浓度升高，溶液显橙红色；加碱平衡向右移动，CrO_4^{2-} 浓度升高，溶液显黄色。即酸性溶液中主要以 $Cr_2O_7^{2-}$ 离子的形式存在，碱性溶液中以 CrO_4^{2-} 离子的形式存在。

（3）沉淀反应：向铬酸盐或重铬酸盐溶液中加入 Ba^{2+}、Pb^{2+}、Ag^+ 等离子时，生成铬酸盐沉淀。例如：

$$4Ag^+ + Cr_2O_7^{2-} + H_2 \rightleftharpoons 2H^+ + 2Ag_2CrO_4 \downarrow（砖红色）\quad K_{sp} = 1.1 \times 10^{-12}$$

$$2Pb^{2+} + Cr_2O_7^{2-} + H_2O \rightleftharpoons 2H^+ + 2PbCrO_4 \downarrow（黄色）\quad K_{sp} = 2.8 \times 10^{-13}$$

铬酸盐中除碱金属盐、铵盐和镁盐外，一般都难溶于水，而重铬酸盐易溶于水。由于 $Cr_2O_7^{2-}$ 和 CrO_4^{2-} 之间存在着平衡，因此，在重铬酸盐或铬酸盐溶液中沉淀金属离子时，产物都是铬酸盐沉淀。若在铬酸盐沉淀中加酸，平衡向 $Cr_2O_7^{2-}$ 离子的方向移动，即沉淀溶解。

$$2BaCrO_4 + 4HNO_3 \rightleftharpoons H_2Cr_2O_7 + 2Ba（NO_3）_2 + H_2O$$

利用铬酸盐沉淀颜色的不同，可以用作金属离子的鉴别。

（二）锰的重要化合物

锰是第四周期ⅦB族元素，价电子层结构为 $3d^5 4s^2$。锰是人体必需的微量元素之一。在第一过渡元素中，锰具有最多可能的氧化态，常见的有 +2，+4，+6 及 +7。Mn^{2+} 离子的电子构型是 $3d^5$，为轨道半充满的稳定状态，通常是最稳定的价态。高氧化态的化合物中，重要的是二氧化锰（MnO_2）和高锰酸钾（$KMnO_4$）。

1. 锰盐　常见的可溶性锰（Ⅱ）盐有 $MnSO_4$、$MnCl_2$ 和 $Mn（NO_3）_2$。锰（Ⅱ）的强酸盐易溶于水，而弱酸盐大多难溶于水。锰（Ⅱ）盐在碱性介质中还原性较强。

$$Mn^{2+} + 2OH^- \rightleftharpoons Mn（OH）_2 \downarrow（白）$$

$$2Mn（OH）_2 + O_2 \rightleftharpoons 2MnO（OH）_2（棕）$$

首先生成 $Mn（OH）_2$ 白色沉淀，放置片刻即被氧化成棕色的 $MnO（OH）_2$。Mn^{2+} 在中性或酸性溶液中呈肉色，空气中很稳定，难以被氧化。

2. 二氧化锰（MnO_2）　MnO_2 是灰黑色固体，不溶于水，它的酸性和碱性均极弱。MnO_2 是软锰矿的主要成分，也是制备其他锰的化合物的主要原料。MnO_2 的用途很广，可作有机反应的催化剂、氧化剂，干电池中的去极化剂，玻璃工业中的脱色剂，火柴工业的助燃剂，油漆油墨的干燥剂等等。由于 Mn（Ⅳ）处于锰元素的中间氧化态，它既有氧化

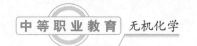

性又有还原性，但以氧化性为主。在酸性溶液中是强氧化剂。例如 MnO_2 与浓盐酸的反应，是实验室制备氯气的常用方法。

$$MnO_2 + 4HCl（浓） \xrightarrow{\hspace{1cm}} MnCl_2 + Cl_2\uparrow + 2H_2O$$

MnO_2 常用作催化剂，可以加快过氧化氢和氯酸钾的分解。

3. 高锰酸钾（$KMnO_4$）　　$KMnO_4$ 是深紫色晶体，易溶于水，其水溶液高锰酸根（MnO_4^-）离子显示紫红色。

$KMnO_4$ 固体加热到 200℃ 以上，分解放出氧气。这是实验室制氧气的一种简便方法。

$$2KMnO_4 \xrightarrow{\triangle} K_2MnO_4 + MnO_2 + O_2\uparrow$$

$KMnO_4$ 的水溶液不稳定，会发生分解反应：

$$4KMnO_4 + 2H_2O \xrightarrow{\hspace{1cm}} 4MnO_2\downarrow + 3O_2\uparrow + 4KOH$$

因此，$KMnO_4$ 溶液必须保存在棕色瓶中。

$KMnO_4$ 是常用的强氧化剂，其氧化能力和还原产物与溶液的介质有关。在酸性溶液中，$KMnO_4$ 的氧化性最强，还原产物是 Mn^{2+}；在中性或弱碱性溶液中，其还原产物是 MnO_2；在强碱性溶液中，其还原产物是锰酸盐（锰酸盐只能存在于强碱性溶液中）。

$$2MnO_4^- + 5SO_3^{2-} + 6H^+ \xrightarrow{\hspace{1cm}} 2Mn^{2+} + 5SO_4^{2-} + 3H_2O$$

$$2MnO_4^- + 3SO_3^{2-} + H_2O \xrightarrow{\hspace{1cm}} 2MnO_2\downarrow + 3SO_4^{2-} + 2OH^-$$

$$2MnO_4^- + SO_3^{2-} + 2OH^- \xrightarrow{\hspace{1cm}} 2MnO_4^{2-} + SO_4^{2-} + H_2O$$

$KMnO_4$ 的水溶液具有杀菌作用。稀溶液可用于水果、碗、杯等器皿的消毒。医学上称为"PP 粉"，在临床上常用作消毒防腐剂，还可用作腔道或皮肤炎症的冲洗液。0.02% ～ 0.05% 的 $KMnO_4$ 溶液常用于冲洗伤口、腔道和黏膜。磷或巴比妥类剧毒药中毒时，常用 1:1000 的 $KMnO_4$ 溶液洗胃。但浓度过大易灼伤，使用时应特别小心。

课堂互动

为什么在 K_2CrO_4 或 Na_2CrO_4 溶液中加入 Pb^{2+} 离子，都能产生黄色沉淀？

三、铁、钴、镍的重要化合物

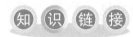

铁、钴、镍在人体中的作用

铁是人体内含量最多的微量元素，主要功能是参与组成血红蛋白。缺铁性贫血是由于造血原料里缺少铁。鸡蛋、瘦肉、多种蔬菜、水果和红糖里都富含铁质。铁缺乏引起的主要疾病是贫血，当铁摄入过量时又将诱发肿瘤。

钴的生理功能主要参与维生素 B_{12} 的组成，用于防治恶性贫血。钴缺乏时，除红细胞生成困难外，还可引起食欲不振、皮肤粗糙、体重下降、乏力及黏膜苍白等。如果摄入过量，可能会引起红细胞、网织细胞及血容量的增多。人体对钴的需要量很小，每日供给 $1 \sim 2 \mu g$ 即可。绿叶蔬菜中钴的含量较多。人体只有通过摄取动物肉或内脏才能获得维生素 B_{12}，得到活性的钴。

镍是某些生物酶的激活剂，也是一种强致癌性的金属元素。当镍缺乏时，铁的吸收将受到影响。

铁、钴、镍是第四周期第Ⅷ族元素，性质非常相似，统称铁系元素。它们的价电子层结构分别为 Fe（$3d^6 4s^2$）、Co（$3d^7 4s^2$）、Ni（$3d^8 4s^2$）。

Fe 常见的氧化数是 +2，+3，在强氧化剂作用下可达到 +6，在特殊配位化合物中铁也表现其他氧化态。Co 和 Ni 常见的氧化数是 +2，而 Co^{3+} 和 Ni^{3+} 是强氧化剂。

（一）氢氧化物

铁、钴、镍都能形成 +2 或 +3 价的氢氧化物，水溶液中显碱性，易溶于酸而难溶于水。

在碱性介质中，+2 价铁、钴、镍的氢氧化物都具有还原性。$Fe(OH)_2$ 的还原性最强，空气中被氧化，产物由白色 $Fe(OH)_2$ 沉淀迅速转变为灰绿色，最终形成棕红色的 $Fe(OH)_3$ 沉淀。

$$4Fe(OH)_2 + O_2 + 2H_2O == 4Fe(OH)_3$$

$Co(OH)_2$ 在空气中也能被氧化，但反应很慢；$Ni(OH)_2$ 在空气中不反应。因此，$Fe(OH)_2$、$Co(OH)_2$、$Ni(OH)_2$ 的还原性依次递减，氧化性则依次增强。

$Fe(OH)_3$ 略显两性，新生成的 $Fe(OH)_3$ 能溶于浓的强碱溶液中。

$$Fe(OH)_3 + KOH == 2H_2O + KFeO_2 \text{（铁酸钾）}$$

钴和镍的 +3 价氢氧化物与酸作用具有强氧化性。例如：

$$2Co(OH)_3 + 6HCl == Cl_2 \uparrow + 2CoCl_2 + 6H_2O$$

$Fe(OH)_3$ 没有氧化性，能与酸进行中和反应。

$$Fe(OH)_3 + 3HCl == FeCl_3 + 3H_2O$$

（二）铁盐

铁盐分为 +2 价的亚铁盐和 +3 价的铁盐。

1. 亚铁盐　常见的亚铁盐有硝酸亚铁、硫酸亚铁、氯化亚铁等，他们都易溶于水，在水中微弱的水解使溶液显弱酸性。碳酸亚铁、磷酸亚铁等弱酸盐难溶于水。Fe^{2+} 在水溶液中生成水合离子 $[Fe(H_2O)_6]^{2+}$ 显浅绿色，从溶液中结晶析出时，与结晶水共同析出使亚铁盐有颜色。$FeSO_4 \cdot 7H_2O$ 是绿色的晶体，俗称绿矾，农业上用作杀虫剂；在医药上常制成片剂或糖浆，用于治疗缺铁性贫血症。$FeSO_4$ 与碱金属的硫酸盐或硫酸铵形成复盐，如硫酸亚铁铵 $(NH_4)_2SO_4 \cdot FeSO_4 \cdot 6H_2O$ 俗称摩尔盐，稳定性大于绿矾。在定量分析中，常用来标定 $KMnO_4$ 或 $K_2Cr_2O_7$ 溶液。

亚铁盐在空气中不稳定，易被氧化成 Fe^{3+}，所以固体亚铁盐应该密闭保存。在配制和保存 Fe^{2+} 盐溶液时，应加入足够浓度的酸，同时加入少量铁钉以阻止氧化。

$$4Fe^{2+} + O_2 + 4H^+ \stackrel{}{=\!=\!=} 4Fe^{3+} + 2H_2O$$

$$2Fe^{3+} + Fe \stackrel{}{=\!=\!=} 3Fe^{2+}$$

2. 铁盐　氧化数为 +3 的铁盐主要有 $Fe_2(SO_4)_3$、$FeCl_3$ 和 $Fe(NO_3)_3$。常用的 $FeCl_3$ 是黄棕色晶体，易溶于水，水中发生水解使溶液显酸性。

$$FeCl_3 + 3H_2O \stackrel{}{=\!=\!=} Fe(OH)_3 + 3HCl$$

在 $FeCl_3$ 溶液中加入碱，有红棕色絮状沉淀生成。

$$Fe^{3+} + 3OH^- \stackrel{}{=\!=\!=} Fe(OH)_3 \downarrow$$

Fe^{3+} 离子在溶液中极易水解，使溶液显酸性。因此，在配制 Fe^{3+} 盐溶液时，必须先加入一定量的浓酸来抑制水解反应，然后再加水稀释到一定的体积。

酸性介质中，Fe^{3+} 离子为中强氧化剂，能与 I^-、Sn^{2+}、SO_3^{2-} 等多种还原剂作用。例如：

$$2Fe^{3+} + 2I^- \stackrel{}{=\!=\!=} 2Fe^{2+} + I_2$$

$FeCl_3$ 可使蛋白质迅速凝聚，因此，在医疗上用作伤口的止血剂。

（三）Fe^{2+} 和 Fe^{3+} 离子的鉴定

1. Fe^{2+} 离子的鉴定　亚铁盐溶液与铁氰化钾 $\{K_3[Fe(CN)_6]\}$（俗称赤血盐）的水溶液反应，生成蓝色沉淀，这一反应用于 Fe^{2+} 离子的鉴别。

$$3Fe^{2+} + 2[Fe(CN)_6]^{3-} \stackrel{}{=\!=\!=} Fe_3[Fe(CN)_6]_2 \downarrow（滕氏蓝）$$

2. Fe^{3+} 离子的鉴定　Fe^{3+} 铁盐溶液与亚铁氰化钾 $\{K_4[Fe(CN)_6]\}$（俗称黄血盐）的水溶液反应，生成蓝色沉淀。

$$4Fe^{3+} + 3[Fe(CN)_6]^{4-} \stackrel{}{=\!=\!=} Fe_4[Fe(CN)_6]_3 \downarrow（普鲁士蓝）$$

此外，Fe^{3+} 与可溶性 $KSCN$ 或 NH_4SCN 反应，生成血红色的 $[Fe(SCN)_3]$，这一反应非常灵敏，常用作 Fe^{3+} 的鉴别。

$$Fe^{3+} + 3SCN^- \rightleftharpoons [Fe(SCN)_3]$$

注意，此反应必须在酸性介质中进行，以防止 Fe^{3+} 水解。

（四）常见的配合物

1. 氨的配合物　Fe^{2+}、Fe^{3+} 与 NH_3 不能形成稳定的配合物。Co^{2+} 溶液与过量氨水反应，可以生成土黄色的 $[Co(NH_3)_6]^{2+}$ 配离子，但不稳定，易被氧化剂或空气中的 O_2 所氧化，生成橙黄色的 $[Co(NH_3)_6]^{3+}$ 配离子。

$$4\left[\mathrm{Co(NH_3)_6}\right]^{2+}+\mathrm{O_2}+2\mathrm{H_2O}=\!\!=\!\!=4\left[\mathrm{Co\ (NH_3)_6}\right]^{3+}+4\mathrm{OH}^-$$

$\left[\mathrm{Ni\ (NH_3)_6}\right]^{2+}$配离子在溶液中很稳定，在空气中不会被氧化。

2. 氰的配合物　Fe^{2+}、Fe^{3+}、Co^{2+}、Ni^{2+}都能与CN^-离子反应生成配合物。亚铁氰化钾$\{\mathrm{K_4[Fe(CN)_6]}\}$俗称黄血盐；铁氰化钾$\{\mathrm{K_3[Fe(CN)_6]}\}$俗称赤血盐；$\mathrm{Fe_4[Fe(CN)_6]_3}$沉淀俗称普鲁士蓝；$\mathrm{Fe_3[Fe(CN)_6]_2}$沉淀俗称滕氏蓝，它们都是稳定的配合物。

$$3\mathrm{Fe}^{2+}+2\left[\mathrm{Fe(CN)_6}\right]^{3-}=\!\!=\!\!=\mathrm{Fe_3[Fe(CN)_6]_2}\downarrow$$

$$4\mathrm{Fe}^{3+}+3\left[\mathrm{Fe(CN)_6}\right]^{4-}=\!\!=\!\!=\mathrm{Fe_4[Fe(CN)_6]_3}\downarrow$$

$\left[\mathrm{Co(CN)_6}\right]^{4-}$在溶液中相当于强的还原剂，能还原水放出$\mathrm{H_2}$：

$$2\left[\mathrm{Co(CN)_6}\right]^{4-}+2\mathrm{H_2O}=\!\!=\!\!=2\left[\mathrm{Co(CN)_6}\right]^{3-}+\mathrm{H_2}\uparrow+2\mathrm{OH}^-$$

3. 硫氰配合物　Fe^{3+}和Co^{2+}的硫氰配合物常用于离子的鉴别。$\left[\mathrm{Fe(SCN)_6}\right]^{3-}$配离子呈血红色；$\left[\mathrm{Co(SCN)_4}\right]^{2-}$配离子呈蓝色，在有机溶剂（戊醇、丙醇）中很稳定。$\mathrm{Ni}$（Ⅱ）的硫氰配合物不稳定。

课堂互动

1. 如何鉴别Fe^{2+}和Fe^{3+}？

2. 为什么在配制和保存Fe^{2+}盐溶液时，应加入足够浓度的酸，同时加入少量铁钉？

本章重点知识填空

一、过渡元素的通性

过渡元素的通性：最后一个电子排在_____，价电子层结构为_____（Pd除外），都是金属，具有多变的_____，大部分水合离子都有颜色，易形成稳定的配合物。

二、重要的过渡元素化合物

1. 铜的重要化合物：_____，_____，_____，_____。

2. 银的重要化合物：_____。

3. 锌的重要化合物：_____，_____。

4. 汞的重要化合物：_____，_____。

5. 铬的重要化合物：_____，_____，_____，_____，_____。

6. 锰的重要化合物：_____，_____。

7. 铁的重要化合物：_____，_____，_____，_____。

8. Fe^{2+}和Fe^{3+}离子的鉴别：_____。

9. 钴和镍的氢氧化物_____，_____。

10. 铁钴镍的常见配合物：_____，_____，_____。

复习思考

一、选择题

1. 向 $FeCl_3$ 溶液中加入氨水生成的产物主要是(　　)

    A. $Fe(NH_3)_6^{3+}$ B. $Fe(OH)Cl_2$

    C. $Fe(OH)_2Cl$ D. $Fe(OH)_3$

    E. $Fe(OH)_2$

2. 酸性条件下，H_2O_2 与 Fe^{2+} 作用的主要产物是(　　)

    A. Fe，O_2 和 H^+ B. Fe^{3+} 和 H_2O

    C. Fe 和 H_2O D. Fe^{3+} 和 O_2

    E. $Fe(OH)_2$

3. Co^{2+} 离子在水溶液中和在氨水溶液中的还原性是(　　)

    A. 前者大于后者   B. 二者相同

    C. 后者大于前者   D. 都无还原性

    E. 以上都不是

4. 在潮湿空气中会生锈，铁锈是松脆多孔的物质，它的成分通常表示为(　　)

    A. Fe_2O_3 B. Fe_3O_4 C. $FeO \cdot H_2O$ D. $Fe_2O_3 \cdot xH_2O$

    E. Fe

5. 下列关于 $FeCl_3$ 性质的叙述，正确的是(　　)

    A. $FeCl_3$ 是离子化合物

    B. 高温气态时，以 $FeCl_3$ 单分子存在

    C. 可用加热 $FeCl_3 \cdot 6H_2O$ 的方法制取无水 $FeCl_3$

    D. 在 $FeCl_3$ 中，铁的氧化数是 +3，是铁的最高氧化态

    E. 以上都不是

二、填空题

1. 现有四瓶绿色溶液，分别含有 Ni（Ⅱ）、Cu（Ⅱ）、Cr（Ⅲ）、MnO_4^{2-}。

（1）加水稀释后，溶液变蓝的是_____。

（2）加入过量酸性 Na_2SO_3 溶液后，变为无色的是_____。

（3）加入适量 NaOH 溶液由沉淀生成，NaOH 过量时沉淀溶解，又得到绿色溶液的是

_____。

（4）加入适量氨水有绿色沉淀生成，氨水过量时得到蓝色溶液的是_____。

2. 在 Cr^{3+}、Mn^{2+}、Fe^{2+}、Fe^{3+}、Co^{2+}、Ni^{2+} 中，易溶于过量氨水的是_____。

3. 向 $CoSO_4$ 溶液中加入过量 KCN 溶液，则有_____生成，放置后逐渐转化为_____。

4. 水溶液中离子呈色为：Co ____，Ni ____，CrO_4 ____。

三、简答题

如何用铁和硝酸制备硝酸铁和硝酸亚铁？应该控制什么条件？

扫一扫，知答案

化学实验基本知识

化学是一门以实验为主的科学。通过实验，可以获得大量物质变化的感性知识，能够巩固化学基本知识和验证某些基本理论；培养学生的观察能力、正确的思维方法、严谨的科学作风以及实事求是的工作态度。逐步学会并掌握化学实验操作的一些基本技能。

一、无机化学实验室规则

1. 实验前认真预习实训内容，明确实验目标，了解实验步骤、方法及注意事项。

2. 进入实验室必须穿好实验服并扣好钮扣。

3. 遵守实验室纪律，保持安静，认真操作。仔细观察各种现象，并如实详细记录实验现象和实验数据。

4. 实验过程中，应保持实验室和桌面清洁，废物、废液等应倒在指定的废物缸内。水池保持清洁、畅通。禁止在水槽内倒杂物和强酸、强碱及有毒的有机溶剂。

5. 爱护仪器设备，节约用电用水，节约药品材料。严禁将实验室物品带走。

6. 实验结束后，整理好仪器、药品，做好清洁工作，关好水、电、煤气、门、窗。

7. 认真书写实验报告，按时交给教师审阅。

二、药品取用注意事项

1. 药品应按规定量取用，注意节约，尽量少用。剩余药品应倒入回收瓶中，切忌倒回原瓶，以免带入杂质而引起瓶中药品变质。

2. 取用固体药品时，要用干净的药匙，药匙不得随便放在桌面上。

3. 吸取溶液时，不同的试剂瓶用不同的滴管取用，实行"专管专用"。

4. 试剂瓶用过后，立即盖上塞子，并放回原处。

5. 发现试剂药品被污染，应立即报告老师，及时更换。

6. 使用腐蚀性、易燃、易爆药品时，小心谨慎，严格遵守操作规程，在教师指导下完成。

三、实验安全注意事项

1. 使用有毒气体（如 H_2S、Cl_2、Br_2、NO_2、HCl、HF 等）时，应在通风橱中进行操作。

2. 金属汞不慎洒落，尽可能收集起来，并用硫磺粉处理残留汞，让金属汞转变成不挥发的硫化汞。

3. 稀释浓硫酸时，应将浓硫酸慢慢倒入水中，并不断搅拌，切不可将水倒入硫酸中！

4. 加热试管时，不得将试管口对着自己，也不可指向别人，避免溅出的液体烫伤人。

5. 不要俯向容器直接去嗅容器中溶液或气体的气味，应使面部远离容器，用手把逸出容器的气流慢慢扇向自己的鼻孔。

6. 取用在空气中易燃烧的钾、钠和白磷等物质时，要用镊子，不要用手去直接接触。

7. 强氧化剂（如氯酸钾、高锰酸钾等）或强氧化剂混合物不能研磨，否则将引起爆炸。

8. 严禁实验室内饮食、吸烟，或把食具带进实验室，禁止药品入口。实验完毕应洗手。

9. 不要用湿的手、物接触电源，以免发生触电事故。

四、实验室意外事故处理

1. **割伤** 伤口内若有玻璃碎片，需先取出，立即用药棉擦伤口，碘酒消毒后敷药包扎。

2. **烫伤** 烫伤处用高锰酸钾或苦味酸溶液清洗，再抹上烫伤膏，切勿用水冲洗。

3. **酸蚀伤** 立即用大量水冲洗，然后用饱和碳酸氢钠溶液或氨水冲洗，最后用水冲洗。

4. **碱蚀伤** 立即用大量水冲洗，然后用硼酸或稀醋酸冲洗，最后用水冲洗。

5. **白磷灼伤** 用1%硫酸酮或高锰酸钾溶液冲洗伤口，然后包扎。

6. **吸入有毒气体** 立即到室外呼吸新鲜空气。对于氯气、氯化氢气体，吸入少量酒精和乙醚的混合蒸气使之解毒；对于溴蒸汽，可吸入氨气解毒。

7. **毒物进入口内** 把5～10mL稀硫酸铜加入一杯温水中，内服，然后用手指伸入咽喉，促使呕吐，并立即送医院。

8. **触电** 立即切断电源。必要时进行人工呼吸。

9. **起火** 酒精、乙醚等有机物着火，立即用湿布或沙土等灭火；若电器设备发生火灾，用 CO_2 或四氯化碳灭火器扑灭火灾。

10. 伤势较重者，必须立即送医院抢救。

五、无机化学常用仪器

仪器	规格	用途	注意事项
酒精灯	以容积（mL）表示，用玻璃制成	常用热源之一，也可以进行焰色反应	1. 用前应检查灯芯和酒精的量（容积的 1/3~2/3）用火柴点火； 2. 禁止燃着的酒精灯去点另一盏酒精灯； 3. 不用时应立即用灯帽盖灭
烧杯	容积以毫升（mL）表示大小。外形有高、低之分	用作反应物量较少的反应容器。反应物易混合均匀	加热时应放置在石棉网上，使受热均匀
研钵	以口径大小表示，如 60mm、75mm、90mm 等	用于研碎固体物质或混匀固体物质	1. 不能加热或作反应容器用； 2. 不能将易爆物质混合研磨； 3. 盛固体物质的量不宜超过容积的 1/3； 4. 只能研磨、挤压，勿敲击
试管　离心试管	分硬质试管、软质试管；普通试管、离心试管。普通试管以管口外径（mm）×长度（mm）表示；离心试管以体积（mL）表示	用作少量试剂的反应容器。离心试管还可用作定性分析中的沉淀分离	1. 可以直接用火加热； 2. 硬质试管可以加热。加热后不能骤冷； 3. 离心试管只能用水浴加热
吸管	以刻度以下的容积（mL）表示	用于准确地移取一定体积的液体	1. 移液前，移液管或吸量管要用移取液润洗 2~3 遍； 2. 将液体吸入，液面超过刻度，再用食指按着管口，轻轻转动放气，使液面降至刻度后，用食指按着管口，移至指定容器中，放开食指，使液体沿容器壁自动流下； 3. 未标明"吹"字的吸量管，残留的最后一滴液体，不用吹出

仪器	规格	用途	注意事项
蒸发皿	以口径（mm）或容积（mL）表示。有瓷、石英、铂等不同质地	蒸发液体用。随液体性质不同可选用不同质地的蒸发皿	1. 耐高温，但不宜骤冷； 2. 蒸发溶液时，一般放在石棉网上加热，也可直接用火加热
滴瓶 细口瓶 广口瓶	以容积（mL）表示	广口瓶用于盛放固体药品；滴瓶、细口瓶用于盛放液体药品；不带磨口塞子的广口瓶可作集气瓶	1. 不能直接用火加热，瓶塞不要互换； 2. 盛放碱液时，要用橡皮塞，以免玻璃磨口瓶被腐蚀黏牢
吸滤瓶 布氏漏斗	吸滤瓶以容积（mL）表示。布氏漏斗为瓷质，以容量（mL）或口径（mm）表示	两者配套用于晶体或沉淀的减压过滤。利用水泵或真空泵降低吸滤瓶中压力，以加速过滤	1. 不能直接加热； 2. 滤纸应小于漏斗内径并盖住小孔； 3. 先抽气，后过滤。过滤结束时，先放气后关泵
容量瓶	以刻度以下的容积（mL）表示。按颜色分为棕色和白色两种。	用来配制或稀释溶液	1. 不能加热； 2. 磨口瓶塞是配套的，不能互换； 3. 不可以做试剂瓶存放溶液
量筒 量杯	以所度量的最大容积（mL）表示	用于度量一定体积的液体	1. 不能加热，不能用作反应容器； 2. 不可量热的液体
锥形瓶	以容积（mL）表示反应容器。	反应容器，振荡方便，适用于滴定操作	加热时应放置在石棉网上，使受热均匀

仪器	规格	用途	注意事项
漏斗　长颈漏斗	以口径（mm）表示	用于过滤等操作。长颈漏斗特别适用于定量分析中的过滤操作	不能用火直接加热
表面皿	以口径（mm）表示，如45mm、65mm、75mm等盖在烧杯上，防止液体溅出或其他用途	不能用火直接加热	
石棉网	由铁丝编成，中间涂有石棉，有大、小之分	加热时，垫上石棉网能使受热物体均匀受热，不致造成局部过热	不能与水接触，以免石棉脱落或铁丝锈蚀；不可卷折
药匙	用牛角、塑料或合金制成	用于取少量固体试剂	1. 保持干燥、清洁； 2. 取完一种试剂后，应洗净、干燥后再使用
试管刷	按洗刷对象的名称表示。如试管刷、烧瓶刷等	洗涤试管或玻璃仪器用	1. 小心试管刷顶部的铁丝撞破试管底部； 2. 洗涤时手持刷子的部位要合适
铁架台	铁圈以直径大小表示，如60mm、80mm、95mm等	固定反应容器，铁圈可代替漏斗架用于过滤	1. 先调节好铁圈、铁夹的距离和高度； 2. 用铁夹夹持仪器时，以仪器不能转动为宜，不能过紧或过松； 3. 加热后的铁圈不能撞击或摔落在地，以免断裂

六、无机化学实验技能

（一）仪器的洗涤与干燥

实验中仪器是否干净，常常会影响实验结果的准确性。因此，实验前后都要进行仪器的清洗，洗涤后的仪器应洁净，内壁只附着一层均匀的水膜，不挂水珠。

1. 仪器的洗涤　一般先用自来水冲洗，再用毛刷刷洗仪器。一些污物，可以用毛刷蘸取去污粉或洗涤剂进行刷洗；然后倒掉废液，注入 1/2 水清洗 2~3 次，至内壁不挂水珠。仪器内如附有不溶于水的碱、碳酸盐、碱性氧化物等，可以先加入 6mol/L 盐酸溶解，或者用重铬酸钾的硫酸洗液浸泡清洗（浸泡后的洗液小心倒回原洗液瓶中，可以重复使用），最后用自来水、蒸馏水各冲洗 1~2 次，达到要求即可。

2. 仪器的干燥　洗涤后的仪器，可以倒置在实验柜内或仪器架上晾干，也可以放在烘箱内烘干；烧杯、蒸发皿等放在石棉网上用小火烘干。试管可直接用小火烤干，烤干时管口应倾斜向下，轻轻转动试管，直到没有水珠为止。

带有刻度的计量仪器，不能用加热的方法进行干燥，否则会影响仪器的精密度。可以在洗净的仪器中加入一些易挥发的有机溶剂（常用的是酒精或酒精与丙酮体积比为 1∶1 的混合液），倾斜并转动仪器，使器壁上的水与有机溶剂混合，然后倒出，少量残留在仪器中的混合液很快挥发而使仪器干燥。

（二）酒精灯

酒精灯是无机化学实验最常用的加热仪器，用于加热温度不需要太高的实验，其火焰温度在 400~500℃。使用方法如下：

1. 使用酒精灯以前，应先检查灯芯，修复平整。酒精的量不能超过酒精灯容积的 2/3，也不能少于其容积的 1/5。添加酒精时先将灯熄灭。

2. 点燃酒精灯时，切勿用已燃着的酒精灯引燃。

3. 熄灭酒精灯时，要用灯罩盖熄，不可用嘴吹。为避免灯口炸裂，盖上灯罩使火焰熄灭后，应再提起灯罩，待灯口稍冷后再盖上灯罩。

4. 酒精灯连续使用时间不能太长，以免酒精灯灼热后，灯内酒精大量气化而发生危险。

（三）台秤的使用

台秤又称托盘天平。使用方便，但精确度不高，一般能称准至 0.1g。

1. 台秤的构造　见实训图 1。台秤的横梁左右有两个托盘，横梁的中部有指针与刻度盘相对。

2. 调零　称量物体之前，应检查台秤是否平衡。即将游码拨到游码标尺的"0"处，此时指针在刻度盘左右摆动的格数应相等，且指针静止时应位于刻度盘的中间位置。如果不平衡，可调节台秤托盘下侧的平衡调节螺丝，使之平衡。

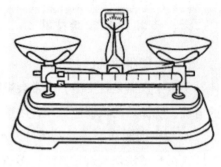

3. 称量　称量物体时，左盘放称量物，右盘放砝码。砝码应用镊子夹取。添加砝码时，先加质量大的砝码，再加质量小的砝码，5g（或10g）以下的砝码用游码代替，直到台秤平衡为止。记录所加砝码或游码所示的质量。

实训图1　台秤

4. 称量结束　称量完毕将砝码放回砝码盒内，游码拨到"0"位处，并将托盘放在一侧，以免台秤摆动。托盘上有药品或其他污物时应及时清除。

5. 注意事项　称量物不能直接放在托盘上，根据情况决定称量物放在纸上、表面皿或其他容器中。台秤不能称量热的物品，应经常保持台秤的整洁。

（四）固体、液体试剂的取用

固体试剂一般装在广口瓶内；液体试剂盛放在细口瓶或滴瓶内；见光易分解的试剂盛放在棕色瓶内。每个试剂瓶上都贴有标签，标明试剂的名称、浓度和配制日期。

1. 固体试剂的取用

（1）粉末或小颗粒的药品取用：用干净的药匙取用。一般药匙两端分别为大小两个匙，根据用量多少选用。用过的药匙必须洗净晾干后才能再使用，以免沾污试剂。

为避免药品沾在试管壁或试管口，往试管里装粉末状药品时，可将药品放在对折的纸片上，试管平放，送入管底，再竖起试管。见实训图2和实训图3。

（2）块状药品或金属颗粒的取用：用洁净的镊子夹取。装入试管时，先把试管倾斜，将药品放入管口内后，再把试管慢慢竖起。见实训图4。

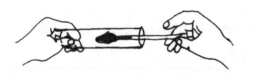

实训图2　试管中加固体试剂

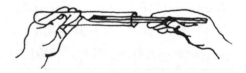

实训图3　纸槽向试管中送入固体试剂

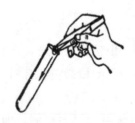

实训图4　试管中加入块状固体

2. 液体试剂的取用

（1）滴管吸取液体：取少量液体时，用滴管吸取。一般20滴约为1mL。滴加试剂时，滴管在盛接容器的正上方，滴管保持垂直，不得倾斜或倒立。

滴管不能伸入容器中或触及盛接容器的器壁，以免污染（实训图5）。滴管放回原滴瓶时不要放错。装有药品的滴管不能横置或管口向上斜放，以免药品流入滴管的胶头中。

（2）细口瓶中取用试剂：先将瓶塞取下，倒置在实验台上，以免污染。然后将贴有标签的一面向着手心，逐渐倾斜瓶子，瓶口紧靠盛接容器的边缘或沿着洁净的玻璃棒，慢慢倾倒至所需的体积（实训图6）。最后把瓶口剩余的一滴试剂"碰"到容器中去，以防液滴沿着瓶口外壁流下。试剂取用后，立即盖好瓶盖，以免盖错。若用滴管从细口瓶中取用少量液体，要用洁净的滴管吸取。

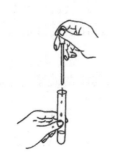
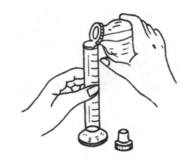

实训图5　用滴管加少量液体　　　　　实训图6　倾倒溶液

（五）试管操作

试管是用作少量试剂的反应容器，操作简单且便于观察现象，是化学实验中常用的仪器。

1. 振荡试管　用拇指、食指和中指持住试管的中上部，试管略倾斜，手腕用力振动试管。这样试管中的液体就不会振荡出来。若用五个指头握住试管上下或左右振荡，不便观察实验现象，也容易将试管中的液体振荡出来。

2. 试管中液体的加热　试管中的液体一般可直接在火焰上加热。试管中的液体量不能超过总容积的1/3，用试管夹夹住试管的中上部，与桌面约成45°倾斜，利用火焰的外焰加热（实训图7）。

试管口不能对着别人或自己。先加热液体的中上部，慢慢移动试管，热及下部，然后不时地移动或振荡试管，从而使液体各部分受热均匀，避免试管内液体因局部沸腾而溅出。

3. 试管中固体试剂的加热　将固体试剂装入试管底部，铺平，管口略向下倾斜（实训图8），以免管口冷凝的水珠倒流回试管的灼烧处而使试管炸裂。先用火焰来回加热试管，然后固定在有固体物质的部位加热。

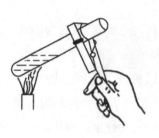

实训图 7　液体加热

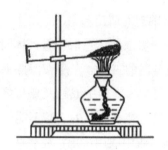

实训图 8　固体加热

（六）试纸的使用

为了测试溶液的酸碱性或检验反应后的生成物，最简便的方法是使用相应的试纸。常用的有石蕊试纸、pH 试纸、淀粉－KI 试纸、醋酸铅试纸等。使用方法如下：

1. 试验溶液　把试纸条放在干燥清洁的表面皿上，再用玻璃棒蘸取被试验溶液，滴在试纸条上，然后观察试纸的颜色。若用 pH 试纸，需将 pH 试纸显示的颜色与标准颜色卡比较，即可确定溶液的 pH 值。

2. 试验挥发性物质　用蒸馏水润湿试纸条，然后悬空放在试管口的上方，观察试纸颜色的变化。

勿将试纸条投入溶液中进行试验。

（七）溶解、蒸发和过滤

1. 固体的溶解　称取一定量的固体试剂，放在烧杯内，然后让溶剂沿玻璃棒慢慢流入烧杯中，以防杯内溶液溅出。溶剂加入后，用玻璃棒轻轻搅拌，使试样完全溶解。搅拌不要用力太猛和触及器壁，以免损坏仪器。为了加速溶解，根据物质的性质可适当加热。

溶解会产生气体的试样，先用少量水将其润湿成糊状，用表面皿将烧杯盖好，然后用滴管将溶剂自杯嘴逐滴加入，防止生成的气体将粉状的试样带出。对于需要加热溶解的试样，加热时要防止溶液剧烈沸腾和溅出。加热后用蒸馏水冲洗表面皿和烧杯内壁，冲洗时应使水顺杯壁或玻璃棒流下。

2. 蒸发（浓缩）　溶质从溶液中析出晶体，常采用加热的方法使水分不断蒸发，溶液不断浓缩而析出晶体。若溶液太稀，可先放在石棉网上直接加热蒸发，再用水浴蒸发。蒸发通常在蒸发皿中进行，因为其表面积较大，有利于加速蒸发。加入蒸发皿的液体量不得超过其容量的 2/3，以防液体溅出。如果液体量较多，蒸发皿一次盛不下，可分多次加入。蒸发过程中需用玻璃棒不断搅拌溶液。注意不要使瓷蒸发皿骤冷，以免炸裂。

根据物质对热的稳定性，可以采取直接加热或水浴间接加热。若物质的溶解度较大，加热到溶液表面出现晶膜时，停止加热；物质的溶解度较小或高温时溶解度虽大但室温时溶解度较小，降温后容易析出晶体，不必蒸至液面出现晶膜就可以冷却。

3. 过滤 过滤是分离沉淀最常用的方法之一。当溶液和沉淀的混合物通过过滤器时。沉淀留在过滤器上，溶液则通过过滤器滤入容器中，过滤所得溶液称为滤液。常用的过滤方法有常压过滤、减压过滤两种。

（1）常压过滤：先把滤纸对折两次（若滤纸为方形，此时应剪成扇形），然后将滤纸打开成圆锥形（一边3层，一边1层，实训图9），放入漏斗中。若滤纸与漏斗不密合，应改变滤纸折叠的角度，直到与漏斗密合为止，再把3层上沿的外面2层撕去一小角，用食指把滤纸按在漏斗内壁上。滤纸的边缘略低于漏斗边缘3～5mm。用少量蒸馏水润湿滤纸，赶去滤纸与漏斗壁之间的气泡，这样可以使漏斗颈内充满"水柱"，加快过滤速度。

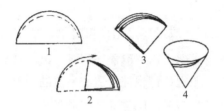

实训图9 滤纸的折叠

过滤时，过滤器放在漏斗架上，调整高度，漏斗颈下端出口长的一边紧靠接受器内壁，过滤的溶液沿玻璃棒慢慢倾入漏斗中（玻璃棒下端轻轻抵住3层滤纸处，见实训图10）。先转移溶液，后转移沉淀。

每次转移量不能超过滤纸容量的2/3，然后用少量洗涤液（蒸馏水）淋洗盛放沉淀的容器和玻璃棒，将洗涤液倾入漏斗中。如此反复淋洗2～3次，直至沉淀全部转移至漏斗中。

若需要洗涤沉淀，待溶液转移完毕，可用洗瓶从滤纸上部向下淋洗，洗涤液流完后，再进行下一次洗涤。重复此操作2～3次，即可洗去杂质。

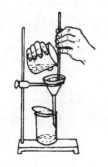

实训图10 过滤操作

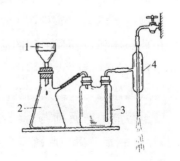

实训图11 减压过滤装置

1. 布氏漏斗 2. 吸滤瓶 3. 安全瓶 4. 水泵

（2）减压过滤：减压过滤可以加速过滤，把沉淀抽吸得比较干燥，但不适用于胶状沉淀和颗粒太小的沉淀。减压过滤装置见实训图11。由布氏漏斗、吸滤瓶、安全瓶和水泵（或油泵）组成。过滤完毕，先拔掉安全瓶上的橡皮管，然后关掉水龙头（或油泵）。

过滤前，将滤纸剪成直径略小于布氏漏斗内径的圆形，平铺在布氏漏斗瓷板上，用少量蒸馏水润湿滤纸，慢慢抽吸，使滤纸紧贴在漏斗的瓷板上，然后进行过滤（布氏漏斗的斜口与吸滤瓶的支管相对，便于吸滤）。

洗涤沉淀时，先停止抽滤，再加入少量洗涤液（蒸馏水），让其缓缓地通过沉淀物进入吸滤瓶。最后将沉淀抽吸干燥。沉淀需多次洗涤，则重复以上操作，直至达到要求为止。

（八）玻璃量器的使用

1. 量筒（或量杯）　量筒（或量杯）用来粗略量取一定体积的液体。倾倒液体近于刻度时，用滴管滴加液体至刻度线。读取液体体积时，量筒（或量杯）应放平，视线要与液体的凹液面最低处呈水平。俯视或仰视都会造成一定的误差。

量筒（或量杯）只能量取溶液，不能用来配制溶液或作为反应器皿，不允许对其加热。

2. 量瓶　量瓶也称容量瓶。是用来精确地配制一定体积、一定浓度溶液的量器。量瓶的颈部有一刻度线，表示所指温度下，当瓶内液体到达刻度线时，其体积与瓶上所注明的体积相等。

使用前应先检查是否漏水。检查的方法是：加自来水至标线附近，盖好瓶塞，瓶外水珠擦拭干净，一手用食指按住瓶塞，其余手指拿住瓶颈标线以上部分，另一只手握住瓶底边缘，倒立1~2分钟（实训图12），如不漏水，将瓶塞旋转180°后再倒立1~2分钟试验一次，若不漏水，洗净后即可使用。

用固体溶质配制溶液时，将准确称量的固体溶质放入烧杯中，用少量蒸馏水溶解，然后将烧杯中的溶液沿玻璃棒小心转移到量瓶中。转移时，玻璃棒的下端紧靠瓶内壁，溶液沿玻璃棒、瓶颈内壁流下（实训图13）。溶液全部流完后，将烧杯沿玻璃棒往上提升直立，使附着在玻璃棒和烧杯嘴之间的溶液流回烧杯中。再用少量蒸馏水淋洗烧杯和玻璃棒3次，并将每次的洗液转入量瓶中。然后加蒸馏水至量瓶体积的2/3，按水平方向旋摇量瓶，使溶液大体混匀，继续加蒸馏水至接近标线（约相距1cm），再用滴管逐滴加入蒸馏水，直至溶液的弯月面与标线相切为止。最后塞紧瓶塞，将量瓶倒转数次（此时必须用手指压紧瓶塞，以免脱落，方法同检漏）并加以摇荡，以保证瓶内溶液充分混合均匀。

用量瓶稀释溶液时，首先用移液管准确吸取一定体积的浓溶液移入量瓶中，按上述方法稀释至标线，摇匀。

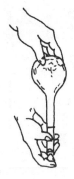
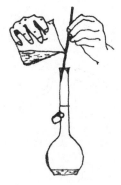

实训图 12　量瓶检漏及混匀　　　　实训图 13　溶液转入量瓶

量瓶不能长期存放溶液，配好的溶液应转入洁净、干燥的试剂瓶中存储。量瓶不能盛放热的液体或加热，磨口瓶塞与量瓶是配套的，将瓶塞用橡皮圈系在量瓶的瓶颈上。

3. 移液管　移液管又称吸量管，是用来准确移取一定体积溶液的量器。通常有两种形状，一种中间有膨大部分，下端是细长尖嘴，只有单刻度而无分刻度，又称腹式吸管。常用的有 5mL、10mL、20mL、25mL、50mL 等规格，可以量取一定体积的溶液。另一种为直形管状，管上有分刻度，用于准确量取总容积范围以内体积的溶液，常用的有 1mL、2mL、5mL、10mL 等规格，常见的两种移液管见实训图 14。移液管使用前，依次用自来水、洗涤剂（或铬酸洗液）、自来水、蒸馏水洗涤。移取溶液前，先用待量取的溶液润洗 2~3 次，除去管内残留水分（实训图 15）。

吸取溶液时，右手拿住管上端标线以上部分，将管下端伸入待吸溶液液面以下 1~2cm 深处。不要伸入太浅，以免液面下降后造成吸空；不要伸入太深，否则管外壁沾附溶液过多。左手拿洗耳球，先把空球内气压出，然后将球的尖端紧接在移液管管口上，慢慢放松洗耳球吸取液至标线以上约 1~2cm，立即用右手食指按住移液管并直立提离液面后，将管下端外壁沾附的溶液用滤纸轻轻擦干（或将移液管下端沿待吸取液容器内壁轻转两圈），然后稍松食指，使液面慢慢下降，

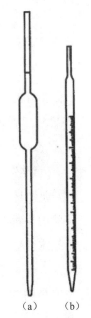

实训图 14　移液管

(a) 腹式吸管

(b) 刻度吸管

直至视线平视时溶液的凹面与标线相切，立即按紧食指，使液体不再流出。左手将承接溶液的容器稍倾斜，将移液管垂直放入容器中，管尖紧贴容器内壁，松启右手食指，使溶液沿器壁自由流下（实训图 16）。待液面下降到管尖后，再等 15 秒左右取出移液管。

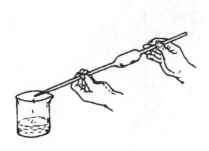

实训图 15　溶液润湿移液管

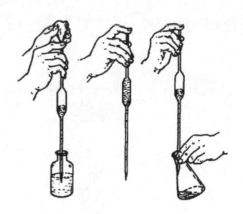

实训图 16　移液管移取溶液

注意，除非特别注明需要"吹"的移液管以外，管尖最后留有的少量溶液不能吹入容器中，移液管在校正时，未将这部分液体体积计算在内。

移液管使用后，洗净放在移液管架上。移液管不能在烘箱中烘烤，以免容积变化影响测量的准确度。

实训一　无机化学实训基本操作

【实训目的】

1. 熟练掌握玻璃仪器的洗涤方法和托盘天平、酒精灯、量筒等常用仪器的使用方法。

2. 熟悉并自觉遵守实训室规则。

3. 培养学生耐心细致、一丝不苟的工作态度。

【实训原理】

实验前后都要进行仪器的清洗，洗涤后的仪器洁净标准是：内壁只附着一层均匀的水膜，不挂水珠。

托盘天平又称台秤，使用方便，但精确度不高，一般能称准至 0.1g。

量取精确度不高的一定体积液体时可用量筒，可准确到 0.1mL。

酒精灯是实验室常用的加热仪器，火焰温度在 $400 \sim 500 ℃$，用于加热温度不需要太高的实验。

【实训用品】

器材：试管、烧杯、量筒、酒精灯、玻璃棒、胶头滴管、表面皿、蒸发皿、试管刷、试管夹、药匙、石棉网、托盘天平（台秤）、研钵、铁架台、火柴。

药品：酒精、蒸馏水、0.1mol/L NaCl、固体 $NaHCO_3$、洗衣粉、去污粉。

【实训内容及步骤】

（一）玻璃仪器的洗涤和干燥

化学实训所用仪器的干净程度直接影响实训结果的准确性，因此，在实训前后必须认真洗涤仪器。仪器干净的标准是：内壁附着的水要均匀，不应挂有水珠。

1. 洗涤方法　一般先用自来水冲洗，再用试管刷刷洗。若洗不干净，可用毛刷蘸少量去污粉或洗衣粉刷洗。若仍洗不干净，可用重铬酸钾洗液或其他洗涤液浸泡处理（浸泡后将洗液小心倒回原瓶中供重复使用），然后再用自来水冲洗，最后用蒸馏水淋洗。

2. 干燥方法　干燥仪器的常用方法如下。

（1）晾干：将仪器置于干燥处，任其自然晾干。

（2）烘干：把仪器内的水倒尽后，放在电烘箱内烘干。

（3）烤干：烧杯和蒸发皿等可放在石棉网上用小火烤干。试管可直接用小火烤干。操作时，试管口要低于试管底，烤到不见水珠时，使管口向上赶尽水汽。

（4）吹干：带有刻度的计量仪器不能用烘干或烤干的方法进行干燥，可采用电吹风吹干。

（二）托盘天平的使用

托盘天平（实训图1-1）又称台秤，常用于精确度不高的称量，一般能称准到0.1g。

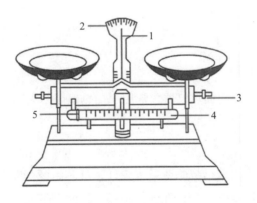

实训图1-1　托盘天平

1. 指针；2. 标尺；3. 调节螺丝；4. 游码标尺；5. 游码

使用步骤如下。

1. 调零点　称量前，先将游码拨到游码标尺的"0"处，检查天平的指针是否停在标尺的中间位置，或以零点为标准左右摆动格数相同，若不在中间位置，可调节托盘下方的调节螺丝，使指针指到零点。

2. 称量　称量时，左盘放被称药品，右盘放砝码，即"左物右码"。药品不能直接放在托盘上，可放在称量纸或表面皿上。加砝码时，应用镊子夹取，按照由大到小的原则进行。有些托盘天平有游码及游码刻度尺，称少量药品时可用游码。当指针停在标尺的中间位置时，托盘天平已达平衡，根据所加砝码和游码的质量，记录药品的质量。

3. 称量完毕 将砝码放回砝码盒中，游码移至刻度"0"处，将两个天平盘清理干净，重叠放在天平的一侧，以免天平摆动磨损刀口。

（三）量筒的使用

量筒是常用的有刻度的量器。量取精确度不高的一定体积液体时可用量筒，可准确到 0.1mL。量液时，量筒应放平稳，当液体加到接近刻度线时，改用胶头滴管滴加，当凹液面最低处与所需刻度相切时，即停止滴加。观察和读取量筒内液体体积数据时，视线应与量筒内液体的凹液面最低处保持水平（实训图 1-2）。

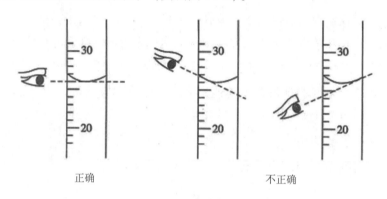

正确　　　　　　　　　　不正确

实训图 1-2　量筒的读数

（四）酒精灯的使用

酒精灯是化学实训常用的加热仪器，常用于加热温度不需要太高的化学反应。使用方法如下。

1. 检查

（1）灯芯：若顶端不平或已烧焦要剪去少许，灯芯高度一般在 0.3~0.5cm。

（2）酒精量：应占酒精灯容积的 1/4~2/3。添加酒精要借助漏斗。绝对禁止向燃着的酒精灯里添加酒精，以免失火。

2. 点燃 酒精灯只能用火柴点燃。禁止用已燃的酒精灯去点燃另一个酒精灯。

酒精灯火焰分为外焰、内焰、焰心三层。外焰的温度最高，加热时应使用外焰。

3. 熄灭 用灯帽盖灭酒精灯。盖灭后，需将灯帽再提起一次，放走热酒精蒸气同时进入一部分冷空气，再盖好。绝不可用嘴吹灭。

【实训指导】

1. 仪器洗涤与干燥

（1）洗净 2 个烧杯（100mL、250mL）和试管若干支。

（2）用电吹风吹干洗净的烧杯；用酒精灯烘干 2 支洗净的试管。

2. 试剂的取用与加热

（1）向试管中滴加 1mL 0.1mol/L 的氯化钠溶液，用酒精灯加热至沸腾。

（2）用量筒量取 18mL 0.1mol/L 的氯化钠溶液。

（3）用托盘天平称取 2g 碳酸氢钠固体于试管中并加热。

【注意事项】

1. 称量时根据所称药品的特性选用不同的称量纸。

2. 量筒在读数时要放平稳。

3. 酒精灯连续使用时间不能太长，以免灯内酒精大量气化而发生危险。

4. 液体取用时，若没有说明用量，一般取 1~2mL。

【实训思考】

1. 如何判断仪器是否洗涤干净？

2. 带有刻度的计量仪器为什么不能用加热的方法进行干燥？

3. 潮湿的、易潮解或腐蚀性强试剂，如何在托盘天平上称质量？

实训二　溶液的稀释与配制

【实训目的】

1. 掌握各种浓度溶液的配制方法。

2. 练习台秤和量筒（或量杯）的使用方法。

【实训原理】

根据溶液配制前后物质的量保持不变，计算需量取（或称量）物质的体积（或质量）。

【实训用品】

仪器：台秤、烧杯、玻璃棒、量筒或量杯（10mL、50mL 各一只）、滴管、表面皿。

试剂：$\varphi_B = 0.95$ 的酒精、浓硫酸、氯化钠固体、硫酸钠晶体。

【实训内容及步骤】

（一）由市售 $\varphi_B = 0.95$ 的酒精配制 $\varphi_B = 0.75$ 的消毒酒精

1. 计算配制 50mL、$\varphi_B = 0.75$ 的消毒酒精所需 $\varphi_B = 0.95$ 的酒精的体积。

2. 用量筒（或量杯）量取所需 $\varphi_B = 0.95$ 的酒精的体积，然后加蒸馏水至 50mL 刻度，混合均匀，即得 $\varphi_B = 0.75$ 的消毒酒精，倒入试剂瓶中。

（二）配制 $\rho_B = 9g/L$ 的氯化钠溶液 50mL

1. 计算配制 50mL $\rho_B = 9g/L$ 的氯化钠溶液需要氯化钠的质量。

2. 在台秤上称取所需氯化钠的质量。

3. 将称取的氯化钠倒入烧杯中，加适量蒸馏水，搅拌，使其溶解，然后倒入量筒内，用少量蒸馏水洗涤烧杯 2～3 次，洗涤液倒入量筒内。再加蒸馏水至溶液体积为 50mL，混合均匀，即得 50mL $\rho_B = 9g/L$ 的氯化钠溶液。然后倒入试剂瓶中。

（三）物质的量浓度溶液的配制

1. 由市售浓硫酸配制 3mol/L 硫酸溶液 50mL。

（1）计算配制 50mL 3mol/L 硫酸溶液，需密度 $\rho = 1.84kg/L$，质量分数 $\omega_B = 0.98$ 的浓硫酸的体积。

（2）用干燥的 10mL 量筒或量杯量取所需浓硫酸的体积。

（3）在烧杯中倒入 20mL 蒸馏水，然后将浓硫酸缓缓倒入烧杯中（千万不要把水倒入浓硫酸中!），边倒边搅拌，冷却后倒入 50mL 量筒中，用少量蒸馏水洗涤烧杯 2～3 次，并将洗涤液倒入量筒中，再加蒸馏水稀释至 50mL，混合均匀即得 50mL 3mol/L 硫酸溶液，倒入试剂瓶中。

2. 配制 0.1mol/L 硫酸钠溶液 50mL。

（1）计算配制 50mL 0.1mol/L 硫酸钠溶液需 $Na_2SO_4 \cdot 10H_2O$ 的质量。

（2）在台秤上称取所需硫酸钠晶体的质量。

（3）将称取的硫酸钠晶体倒入烧杯中，加适量蒸馏水，搅拌，使其溶解，然后倒入 50mL 量筒中，用少量蒸馏水洗涤烧杯 2～3 次，洗涤液倒入量筒中，再加蒸馏水稀释至 50mL，混合均匀即得 50mL 0.1mol/L 硫酸钠溶液。然后倒入试剂瓶中。

【实训指导】

1. 用量筒（或量杯）量取溶液读取体积时，视线应与凹液面相平。

2. 用台秤称量物质时，两边应放大小相同的称量纸，称量结束后调回零点。

3. 稀释浓硫酸，应将酸沿着搅拌棒缓缓倒入水中，并不断搅拌使热量得到散发。

【实训思考】

1. 表示溶液浓度的方法有几种？

2. 配制溶液的基本方法有哪些？

3. 浓硫酸溅在皮肤上该如何处理？

实训三　粗食盐提纯

【实训目的】

1. 学会辨别基本的化学仪器。

2. 学会玻璃仪器的洗涤，药品的称取，加热、溶解、过滤、蒸发等基本操作。

3. 培养实事求是的实验精神，养成规范的实验操作习惯。

【实训原理】

食盐的主要成份是 $NaCl$。粗盐是指含杂质的 $NaCl$，可溶性杂质多为氯化镁、氯化钙等，不溶性的有泥沙等。粗盐提纯的主要操作可分为两部分：一是溶解、过滤，目的是使不溶性固体杂质与 $NaCl$ 分离；二是蒸发、结晶，目的是使 $NaCl$ 与溶解度曲线为陡峭形的可溶性杂质分离。

【实训用品】

1. 仪器 托盘天平、50mL 小烧杯、镊子、药匙、擦纸、铁架台、铁圈、漏斗、滤纸、100mL 烧杯 2 个、玻棒、50mL 量筒、洗瓶、火柴、坩埚钳、酒精灯、100mL 容量瓶、滴管。

2. 试剂 粗食盐。

【实训内容及步骤】

1. 洗涤仪器 先用试管刷蘸洗涤液清洗，再用自来水冲洗，最后用蒸馏水荡洗。通常要求洗涤后的器皿内壁只附着一层均匀的水膜，不挂水珠，晾干后不留水痕即可。干燥方法：洗净后不急用的玻璃仪器，可倒置自然晾干。急用仪器可放在电烘箱内烘干；带刻度的仪器如量筒等不宜烘烤，可用电吹风迅速干燥。

2. 称量 托盘天平常用于精确度不高的称量，一般能称准到 0.1g。使用步骤如下：

（1）调零点：称量前，先将游码拨到游码标尺的"0"处，检查天平的指针是否停在标尺的中间位置（也称零点），若不在中间，可调节托盘下面的螺丝，使指针指向零点。

（2）称量：先用托盘天平称出小烧杯重量，再在原来重量上用游码加上 5.0g，用药匙加入粗食盐使天平平衡，即得到 5.0g 粗食盐。

（3）称量完毕后，应用镊子把砝码放回砝码盒中，游码移回零处。

3. 溶解 用量筒量取 20mL 蒸馏水加入装食盐的小烧杯，用玻璃棒搅拌溶解。

4. 过滤 是除去液体中混有固体物质的一种方法。

（1）过滤器的准备：取一张圆形滤纸，对折两次，打开成圆锥形，把滤纸尖端朝下放入漏斗内。滤纸边缘低于漏斗口，用手指压住滤纸并用蒸馏水润湿，使滤纸紧贴漏斗壁，中间不留气泡。

（2）过滤的方法：把过滤器放在铁架台的铁圈上，调整高度，使漏斗下端的管口紧靠烧杯的内壁。将玻璃棒下端接触滤纸的重叠层，让过滤的粗盐水从烧杯嘴沿着玻璃棒慢慢流入漏斗，液面要低于滤纸的边缘。若滤液仍显浑浊，再过滤一次。

将小烧杯中食盐用玻棒转移到漏斗中，再用少量蒸馏水润洗玻璃棒和小烧杯，并将溶液转移到漏斗中，过滤。

5. 蒸发 将蒸发皿放在铁架台的铁环上，用酒精灯蒸发浓缩。当蒸发皿底部出现食盐结晶时，用玻璃棒不断搅拌溶液，如果有食盐结晶受热外蹦时，可将火源暂时移开，并不断用玻璃棒搅拌，稍后再继续加热。如此反复操作，直至水分完全蒸发（以食盐不结块为准），即得纯白色的精制食盐。

6. 称量 冷却后称量（先称精食盐和蒸发皿的总重，将蒸发皿洗净擦干后再称蒸发皿的重量），计算食盐提纯率。

上述操作过程可用流程图表示：

$$洗涤 \rightarrow 称量 \rightarrow 溶解 \rightarrow 过滤 \rightarrow 蒸发 \rightarrow 称量$$

【实训指导】

实训表 1　化学基本实验操作——粗盐提纯数据记录

姓名_____　日期_____　温度_____　湿度_____

记录项目	数据记录示例	数据记录
粗食盐重量 m_1（g）	5.0	
蒸发皿重量 m_2（g）	22.5	
蒸发皿和精食盐重量 m_3（g）	27.0	

$$精盐重量 = 蒸发皿和精食盐重量 - 蒸发皿重量$$

可依下式计算：

$$提纯率 = \frac{精盐的重量}{粗盐的重量} \times 100\% = (\qquad)$$

【注意事项】

1. 转移步骤中，玻璃棒作用是引流，但要注意玻璃棒下端要紧贴容量瓶刻度线上内壁，上端要与烧杯相贴，中间要悬空，以防液体流出瓶外。

2. 过滤的时候，要洗涤玻璃棒和烧杯 2～3 次，并把洗涤液转移到漏斗中。

3. 洗涤烧杯时用水量不能太多，一般每次 10mL 左右。

4. 酒精灯的使用方法：使用前，先检查灯芯和酒精量，添加酒精时，不允许向燃着的酒精灯中添加酒精，以免失火。禁止用燃着的酒精灯去点燃另一盏酒精灯；熄灭酒精灯时，不能用嘴吹，必须用灯帽盖灭；酒精灯不用时，必须盖好灯帽，否则酒精蒸发后不易点燃。

【实训思考】

1. 托盘天平两臂平衡时，指针应在标尺的_____；或左右摆动的格数_____；称量时药品应放在_____盘；砝码放在_____盘；托盘天平的读数要保留小数点后_____位。

2. 过滤时，漏斗内的滤纸应_____漏斗壁；滤纸的边缘比漏斗口_____；

漏斗中的液面比滤纸边缘_____；漏斗下端的管口_____接受滤液的容器内壁上。

3. 量筒内溶液体积的读数应取刻度与弯月液面_____；视线应与_____保持水平。

实训四　化学反应速率和化学平衡

【实训目的】

1. 验证浓度、温度、催化剂对化学反应速率的影响。

2. 了解浓度、温度对化学平衡的影响。

【实训用品】

1. 仪器　大试管、烧杯、量筒、二氧化氮平衡仪、温度计、酒精灯、水浴锅、铁架台、秒表。

2. 试剂　$0.1mol/L$ $Na_2S_2O_3$、$0.1mol/L$ H_2SO_4、$1mol/L$ $FeCl_3$、$1mol/L$ $KSCN$、3% H_2O_2、固体 KCl、固体二氧化锰、NO_2 和 N_2O_4 的混合气体。

3. 材料　火柴。

【实训原理】

1. 增大浓度、升高温度或使用催化剂都能加快化学反应速率。对于反应：

$$Na_2S_2O_3 + H_2SO_4 \Longrightarrow Na_2SO_4 + H_2O + SO_2\uparrow + S\downarrow$$

根据反应产物中硫的生成、溶液出现浑浊现象的时间，判断反应的速率。

2. 可逆反应达到平衡时，改变反应物或生成物的浓度，平衡将发生移动。

$$FeCl_3 + 6KSCN \Longrightarrow K_3\left[Fe(SCN)_6\right]（血红色）+ 3KCl$$

上述反应达到平衡时，改变 $FeCl_3$、$KSCN$ 及 KCl 溶液的浓度，溶液的颜色会发生变化，以此判断平衡移动的方向。

3. 可逆反应达到平衡状态时，升高温度，平衡向吸热反应方向移动；降低温度，平衡向放热反应的方向移动。

$$2NO_2（红棕色）\Longrightarrow N_2O_4（无色）+ 56.9kJ$$

上述反应正反应是放热反应。改变温度，混合气体的颜色将发生变化，根据气体颜色的变化，判断平衡移动的方向。

【实训内容及步骤】

（一）影响化学反应速率的主要因素

1. 浓度对化学反应速率的影响　取 2 支试管，按照下表从左到右的顺序，各物质按规定的量加入，摇匀。当加入硫酸溶液时，开始记录时间，浑浊现象出现时，计时停止。

试管	0.1mol/L Na$_2$S$_2$O$_3$溶液（mL）	蒸馏水（mL）	0.1mol/L H$_2$SO$_4$（mL）	出现浑浊的时间（s）
1	4	0	2	
2	2	2	2	

根据实验结果，总结浓度对化学反应速率的影响。

2. 温度对化学反应速率的影响 取2支试管，按照下表从左到右的顺序，各物质按规定的量加入，摇匀。1支放入高于室温20℃的水浴锅。当加入硫酸溶液时，开始记录时间，浑浊现象出现，计时停止。

试管	0.1mol/L Na$_2$S$_2$O$_3$溶液（mL）	0.1mol/L 硫酸（mL）	反应温度（℃）	出现浑浊的时间（s）
1	3mL	2mL	室温	
2	3mL	2mL	室温＋20℃	

根据实验结果，总结温度对化学反应速率的影响。

3. 催化剂对化学反应速率的影响 取2支试管，各加3% H$_2$O$_2$溶液2mL，其中一支试管加入少量 MnO$_2$ 固体，观察现象，并用带火星的火柴杆在两支试管口检验产生的气体。

根据实验结果，总结催化剂对化学反应速率的影响。写出 H$_2$O$_2$ 分解反应的方程式。

（二）影响化学平衡的因素

1. 浓度对化学平衡的影响 在50mL烧杯中滴入2滴 1mol/L FeCl$_3$ 溶液和2滴 1mol/L KSCN 溶液，混合均匀，溶液呈血红色，再加入15mL 蒸馏水。将该溶液分装在4支试管中并编号（见下表）。①、②、③号试管按下表规定的量加入试剂，摇匀，观察试管中溶液的颜色变化，并与第④支试管作对比。

试管	加入 1mol/L FeCl$_3$	加入 1mol/L KSCN	加入固体 KCl	颜色变化
①	2 滴	0	0	
②	0	2 滴	0	
③	0	0	少许	

根据实验结果，总结浓度对化学平衡的影响。

2. 温度对化学平衡的影响 将两个连通的烧瓶里均充满 NO$_2$ 和 N$_2$O$_4$ 的混合气体（二氧化氮平衡仪），用夹子夹住橡皮管，其中一个烧瓶浸入热水中，另一个浸入冰水中。观察两只烧瓶中颜色的变化，解释现象。

【实训指导】

1. 量取 Na$_2$S$_2$O$_3$ 溶液与硫酸的量筒不能混淆，否则影响实验结果。

2. 每个实验组硫的浑浊现象标准可能不同，但实验结论应该相同。

3. 使用二氧化氮平衡仪时一定要保证仪器的气密性。

【实训思考】

1. 如何进行水浴加热?

2. 从二氧化氮平衡仪的实验,能否判断反应的热效应?

实验五　电解质溶液

【实验目的】

1. 学会区别强电解质和弱电解质。

2. 学会用酸碱指示剂、pH 试纸测定溶液的酸碱性。

3. 掌握并验证同离子效应对弱电解质电离平衡的影响。

【实验原理】

在弱电解质溶液里,加入和弱电解质具有相同离子的强电解质,使弱电解质的电离度减小的现象称为同离子效应。

【实验仪器和药品】

1. 仪器　量筒、试管、镊子、角匙、100mL 小烧杯、点滴板、酒精灯。

2. 药品　HCl (0.1mol/L)、HAc (0.1mol/L)、NaOH (0.1mol/L)、$NH_3 \cdot H_2O$ (0.1mol/L)、NaAc (0.1mol/L)、Na_2CO_3 (0.1mol/L)、NaCl (0.1mol/L)、NH_4Cl (0.1mol/L)、锌粒、蒸馏水、pH 试纸、NH_4Ac 固体。红色石蕊试纸、蓝色石蕊试纸、酚酞、甲基橙。

【实验步骤】

(一) **强电解质和弱电解质的区别**

取 2 支试管,分别加入 0.1mol/L HCl 和 0.1mol/L HAc 各 1mL,再各加入同样大小的锌粒一粒。观察哪支试管反应较剧烈,说明原因。写出化学方程式。

两支试管中的化学反应剧烈程度说明了什么?

(二) **溶液的酸碱性及酸碱指示剂**

1. 常用指示剂在酸碱溶液中颜色的变化

(1) 取 2 支试管,各加入 1mL 蒸馏水和 1 滴甲基橙试液,观察其颜色。然后在其中一支试管中加入 2 滴 0.1mol/L HCl 溶液;在另一支试管中加入 2 滴 0.1mol/L NaOH 溶液,观察颜色的变化,并记录在下表中。

(2) 取 2 支试管,各加入 1mL 蒸馏水和 1 滴酚酞试液,观察其颜色。然后在其中一支试管中加入 2 滴 0.1mol/L HCl 溶液;在另一支试管中加入 2 滴 0.1mol/L NaOH 溶液,观察颜色的变化，并记录在下表中。

溶液	甲基橙	酚酞
蒸馏水		
盐酸		
氢氧化钠		

2. 用 pH 试纸测定溶液近似 pH 取 pH 试纸 5 片放入点滴板的小孔内，每孔 1 片。分别滴加 0.1mol/L HCl、HAc、NaOH、$NH_3 \cdot H_2O$ 溶液和 H_2O。将试纸颜色与比色卡对照可得溶液的近似 pH。将实验测得值和计算值填入下表。

pH	醋酸	盐酸	纯水	$NH_3 \cdot H_2O$	NaOH
测得值					
计算值					

（三）同离子效应

1. 在试管中加入 2mL 0.1mol/L 氨水，再加入一滴酚酞溶液，观察溶液显什么颜色？再加入少量 NH_4Ac 固体，摇动试管使其溶解，观察溶液颜色有何变化？说明原因。

2. 在试管中加入 2mL 0.1mol/L HAc，再加入一滴甲基橙，观察溶液显什么颜色？再加入少量 NH_4Ac 固体，摇动试管使其溶解，观察溶液颜色有何变化？说明原因。

（四）盐类的水解

取红色石蕊试纸、蓝色石蕊试纸及 pH 试纸各 3 片，分别放在点滴板上，每孔 1 片，再分别滴加 1 滴 0.1mol/L 碳酸钠、0.1mol/L 氯化钠和 0.1 mol/L 氯化铵溶液，观察试纸颜色的变化，把结果填入表内。

溶液	红色石蕊试纸	蓝色石蕊试纸	pH 试纸	酸碱性
碳酸钠				
氯化钠				
氯化铵				

【实验思考】

1. 什么是强电解质和弱电解质？

2. 溶液的酸碱性和 pH 的关系是什么？

实训六 缓冲溶液

【实训目的】

1. 学会缓冲溶液的配制。

2. 验证缓冲溶液的缓冲作用。

【实训原理】

缓冲溶液能够抵抗少量强碱、强酸或水的稀释，溶液的 pH 值基本不变。缓冲溶液由共轭酸碱对组成。以 $HAc - Ac^-$ 为例，当加入少量强酸时，由于溶液中存在大量 Ac^-，降低了 H^+ 的浓度，使得溶液中的 $c (H^+)$ 几乎没有变化；当加入少量强碱时，HAc 中电离出的 H^+ 可以消耗外加的 OH^-，溶液中的 $c (H^+)$ 几乎没有变化。同样的道理，当加入少量的水稀释溶液后，溶液 $c (H^+)$ 也基本没有变化。

【实训用品】

1. **仪器** 试管、试管架、玻璃棒、烧杯、10mL 移液管（带刻度）、洗耳球。

2. **试剂** 0.5mol/L HAc、NaAc 溶液；0.1mol/L HCl、NaOH、NaCl 溶液。

3. **材料** 精密 pH 试纸（3.8 ~ 5.4）。

【实训内容及步骤】

1. **HAc-NaAc 缓冲溶液的配制** 取洁净的大试管 3 支，编号，按下表所列试剂的量用 10mL 移液管，分别吸取 0.5mol/L HAc 溶液和 0.5mol/L NaAc 溶液加入试管中，配成 HAc-NaAc 缓冲溶液，用精密 pH 试纸（3.8 ~ 5.4）测试 3 支试管溶液的 pH 值。将测定结果记录表中。

试管编号	加入 HAc 的体积（mL）	加入 NaAc 的体积（mL）	溶液的 pH 值
1	7	3	
2	5	5	
3	3	6	

2. **缓冲溶液的抗酸、抗碱作用** 用移液管分别吸取上面制得 1、2、3 号缓冲溶液及 0.1mol/L NaCl，按下表要求顺序，用精密 pH 试纸测试溶液 pH 值。将测定结果记录表中。

试管编号	待测溶液	溶液的 pH 值	滴加酸、碱的量	溶液的 pH 值
1	自制缓冲溶液（1）2mL		0.1mol/L HCl 1 滴	
2	自制缓冲溶液（1）2mL		0.1mol/L NaOH 1 滴	
3	自制缓冲溶液（2）2mL		0.1mol/L HCl 1 滴	

续 表

试管编号	待测溶液	溶液的 pH 值	滴加酸、碱的量	溶液的 pH 值
4	自制缓冲溶液（2）2mL		0.1mol/L NaOH 1 滴	
5	自制缓冲溶液（3）2mL		0.1mol/L HCl 1 滴	
6	自制缓冲溶液（3）2mL		0.1mol/L NaOH 1 滴	
7	0.1mol/L NaCl 2mL		0.1mol/L HCl 1 滴	
8	0.1mol/L NaCl 2mL		0.1mol/L NaOH 1 滴	

根据实验结果，总结缓冲溶液抗酸、抗碱的能力。

3. 缓冲溶液的稀释 用移液管吸取上述"1. HAc-NaAc 缓冲溶液的配制"中 2 号试管的溶液，按下表要求顺序，用精密 pH 试纸测试溶液 pH 值。将测定结果记录表中。

试管编号	2 号缓冲溶液（mL）	加蒸馏水（mL）	溶液的 pH 值
1	0	2	
2	2	0	
3	2	1	
4	2	6	

根据实验结果，总结缓冲溶液抵抗溶液稀释的能力。

【实训指导】

1. 吸管吸取液体时，观察仪器是否有"吹"的标志，以保证缓冲溶液配制的准确性。

2. 注意滴管应"专管专用"，不可以混淆。

【实训思考】

1. 为什么缓冲溶液具有缓冲作用？

2. 使用精密 pH 试纸测定溶液的 pH 值时，应注意哪些问题？

实训七　氧化还原反应、配位化合物

【实训目的】

1. 认识常用的氧化剂和还原剂。

2. 了解配合物的生成，熟悉配合物的组成和配离子的稳定性。

3. 掌握简单离子和配离子、复盐和配合物的区别。

【实训原理】

1. 氧化剂和还原剂 具有较高价态元素的化合物，反应过程中容易得到电子，化合价降低的物质常用作氧化剂，如浓硫酸、硝酸、高锰酸钾等；还原剂一般是指价态较低、化合价容易升高的物质，如 Fe^{2+}、S^{2-} 等。

2. 配离子具有相当程度的稳定性，大多数配合物在水溶液中完全电离产生配离子，配离子是配合物的核心部分，它在水溶液中存在离解平衡，其平衡常数称为该配离子的稳定常数（$K_稳$）。配离子的 $K_稳$ 越大，配离子越稳定。对于配体数相同、空间结构类似的配离子，由 $K_稳$ 值的大小比较它们的相对稳定性。

【实训用品】

1. 仪器 试管、药匙、酒精灯、表面皿。

2. 试剂 0.1mol/L $KMnO_4$、KSCN、NaOH、$AgNO_3$、NaCl、$NH_4Fe(SO_4)_2$、$BaCl_2$、$FeCl_3$、$K_3[Fe(CN)_6]$、KCNS、$CuSO_4$ 溶液；3mol/L HNO_3、浓 HNO_3、H_2SO_4 溶液；6mol/L NaOH、$NH_3 \cdot H_2O$ 溶液、浓硫酸、铜片、硫酸亚铁。

3. 材料 红色石蕊试纸。

【实训内容及步骤】

（一）氧化剂和还原剂

1. 浓 HNO_3 和稀 HNO_3 的氧化性 取 2 支小试管，分别加入浓 HNO_3、3mol/L HNO_3 溶液各 1mL，各加入 1 小片铜，微热，观察现象。写出反应方程式。

2. 浓硫酸的氧化作用 取 2 支小试管，分别加入浓硫酸、3mol/L H_2SO_4 溶液各 1mL，均加入 1 小片铜，微热，观察现象。写出反应方程式，指出反应中的氧化剂和还原剂。

3. 高价盐的氧化性和低价盐的还原性

（1）高锰酸钾的氧化性：试管中加入 0.1mol/L $KMnO_4$ 和 3mol/L H_2SO_4 各 3 滴，再加入 3% H_2O_2 溶液 3 滴，观察溶液颜色的变化。写出化学方程式，指出反应中的氧化剂和还原剂。

（2）亚铁盐的还原性：试管中加入少许 $FeSO_4$ 固体，加少量蒸馏水溶解，滴加 3mol/L H_2SO_4 溶液 3 滴，加入 0.1mol/L 的 KSCN 试液 2 滴，摇匀，加入 3% H_2O_2 溶液 3 滴，观察现象。写出反应方程式，指出氧化剂和还原剂。

（二）配合物的生成和配离子的稳定性

1. $[Cu(NH_3)_4]SO_4$ 配合物的生成

（1）取 2 支试管，均加入 0.1mol/L $CuSO_4$ 溶液 1mL，然后分别加入 2 滴 0.1mol/L $BaCl_2$ 溶液和 4 滴 0.1mol/L NaOH 溶液，观察现象。写出反应方程式。

（2）取 1 支试管，加入 0.1mol/L $CuSO_4$ 溶液 2mL，逐滴加入 6mol/L 氨水，边加边振荡，待生成的沉淀完全溶解后再多加 1~2 滴氨水，观察现象。写出化学反应方程式。

将上面所得溶液分装在 2 支试管中，第 1 支试管加入 2 滴 0.1mol/L 的 $BaCl_2$ 溶液；第 2 支试管加入 2 滴 0.1mol/ 的 NaOH 溶液，观察并解释现象。写出反应方程式。

2. $\left[Ag(NH_3)_2\right]^+$ 配离子的生成

（1）试管中加入 1mL 0.1mol/L $AgNO_3$ 溶液，加入 2 滴 0.1mol/L NaCl 溶液，观察现象。写出化学反应方程式。

（2）试管中加入 2mL 0.1mol/L $AgNO_3$ 溶液，逐滴加入 6mol/L $NH_3 \cdot H_2O$ 溶液，边加边振荡，待生成的沉淀完全溶解后，再加入氨水 1～2 滴，观察现象，在此溶液中滴加 2 滴 0.1mol/L 的 NaCl 溶液，有何变化？写出化学反应方程式。

（三）配离子和简单离子的区别

取 2 支试管，各加入 0.1mol/L $FeCl_3$ 溶液和 $K_3\left[Fe(CN)_6\right]$ 溶液 1mL，再分别加入 3 滴 0.1mol/L KCNS 溶液，观察现象并说明原因。

（四）配合物和复盐的区别

复盐 $NH_4Fe(SO_4)_2$ 中简单离子的鉴别。

（1）SO_4^{2-} 离子的鉴别：试管中加入 1mL 0.1mol/L $NH_4Fe(SO_4)_2$ 溶液，再加入 2 滴 0.1mol/L $BaCl_2$ 溶液，观察现象。写出离子反应方程式。

（2）Fe^{3+} 离子的鉴别：试管中加入 1mL 0.1mol/L 的 $NH_4Fe(SO_4)_2$ 溶液，再加入 2 滴 0.1mol/L 的 KCNS 溶液，观察现象。写出离子方程式。

（3）NH_4^+ 离子的鉴别：在一个小的表面皿中心贴上一条湿润的红色石蕊试纸，另一个大的表面皿中心加入 5 滴 0.1mol/L 的 $NH_4Fe(SO_4)_2$ 溶液，再加入 3 滴 6mol/L NaOH 溶液，混匀，然后把小表面皿盖在大表面皿上做成气室，水浴微热 1～2 分钟，观察现象。写出离子反应方程式。

与"（二）配合物的生成和配离子的稳定性"1（2）比较，总结配离子与复盐的区别。

【实训指导】

1. 浓硫酸、浓硝酸试剂取用时，按操作规程进行，注意安全。

2. 试管应洁净，以保证实验效果。

3. NO_2、SO_2 有毒气体生成的反应，必须在通风橱中完成。

【实训思考】

1. 为什么一般不用稀硝酸作酸性反应的介质？

2. 实验结束后，没有反应的铜片应该如何处理？

实训八　碱金属和碱土金属、卤族元素

【实训目的】

1. 验证钠及过氧化钠的性质。

2. 验证碱土金属难溶盐的溶解性。

3. 学会利用焰色反应鉴别碱金属、碱土金属离子。

【实训用品】

1. 仪器 烧杯、试管、小刀、镊子、坩埚、坩埚钳。

2. 试剂 0.1mol/L NaCl、MgCl$_2$、CaCl$_2$、BaCl$_2$、Na$_2$CO$_3$、K$_2$CrO$_4$、KBr、KI、AgNO$_3$ 溶液；1mol/L LiCl、NaCl、KCl、MgCl$_2$、CaCl$_2$、BaCl$_2$ 溶液；2mol/L NH$_3$·H$_2$O、2mol/L HAc、2mol/L HCl、6mol/L HAc、6mol/L HCl、6mol/L HNO$_3$、6mol/L 氨水、酚酞、钠、0.5mol/L CCl$_4$、澄清石灰水、氯水、溴水。

3. 材料 铂丝（或镍铬丝）、pH 试纸、钴玻璃、滤纸、玻璃管。

【实训内容及步骤】

（一）钠与过氧化钠的性质

1. 钠与水的反应 取一个烧杯，加入约 20mL 蒸馏水，滴入 2 滴酚酞，放入一小块（绿豆大小）金属钠（用滤纸吸干表面煤油，用小刀剥出新鲜表层），观察现象。写出反应方程式。

2. 过氧化钠的生成与性质 用镊子取一小块金属钠，用滤纸吸干其表面的煤油，切去表面的氧化膜，立即置于坩埚中加热。当钠刚开始燃烧时，停止加热。观察产物的颜色和状态。写出反应方程式。产物冷却后，用玻璃棒轻轻捣碎产物，转移入试管中，加入约 2mL 微热的水，检验管口有无氧气生成，并用 pH 试纸检验溶液的酸碱性。写出反应方程式。

（二）碱土金属难溶盐的生成和性质

1. 镁、钙、钡碳酸盐的生成和性质 在 3 支试管中，分别加入 0.1mol/L MgCl$_2$、CaCl$_2$ 和 BaCl$_2$ 溶液 10 滴，再加入等量的 0.1mol/L Na$_2$CO$_3$ 溶液，观察现象。在沉淀中加入 2mol/L HAc 溶液，观察沉淀是否溶解。写出反应方程式。

2. 碳酸钙和碳酸氢钙的生成 取 1 支试管，加入约 2mL 澄清石灰水，用玻璃管吹入 CO$_2$ 气体，观察现象。再继续吹入 CO$_2$ 气体，观察有无变化，将溶液加热至沸腾，观察现象。写出有关反应方程式。

3. 钙、钡铬酸盐的生成和性质 在 2 支试管中，分别加入 0.1mol/L CaCl$_2$ 和 BaCl$_2$ 溶液 3~5 滴，再加入等量的 0.1mol/L K$_2$CrO$_4$ 溶液，观察现象。沉淀中滴入 6mol/L HAc 有何现象？再加入 2mol/L HCl 溶液，有何现象变化？写出反应方程式。

（三）焰色反应

取一支铂丝（或镍铬丝），蘸取 6mol/L 盐酸溶液，在氧化焰中烧至无色。再蘸取 1mol/L LiCl 溶液在氧化焰上灼烧，观察火焰颜色。实验完毕，铂丝蘸盐酸溶液在氧化焰中烧至近无色，用同样方法分别蘸取 1mol/L NaCl、KCl、CaCl$_2$ 和 BaCl$_2$ 溶液（当 K$^+$ 和 Na$^+$ 共存时，即使 Na$^+$ 是极微量的，K$^+$ 的紫色火焰可能被 Na$^+$ 的黄色火焰所掩盖，所以在观察 K$^+$ 的火焰时，要用蓝色钴玻璃滤去黄色火焰）。观察并比较他们的焰色。

（四）卤素氧化性的比较

1. 氯与溴的氧化性比较　取 1 支试管，先加入 1mL 0.1mol/L KBr 溶液，然后慢慢滴加氯水，振荡，观察现象并写出反应方程式。再加入 0.5mol/L CCl$_4$，充分振荡，观察现象并解释。

2. 溴和碘的氧化性比较　取 1 支试管，先加入 1mL 0.1mol/L KI 溶液，然后慢慢滴加溴水，振荡，观察现象并写出反应方程式。再加入 0.5mol/L CCl$_4$，充分振荡，观察现象并解释。

通过上面两个实验，比较氯、溴和碘的氧化性大小。

（五）Cl$^-$、Br$^-$、I$^-$ 的鉴别

在 3 支试管中，分别加入 0.1mol/L NaCl、KBr、KI 溶液 1mL，再加入 1 滴 2mol/L HNO$_3$ 和 2 滴 0.1mol/L AgNO$_3$ 溶液，振摇，观察沉淀颜色。弃去清液，在沉淀上逐滴加入 6mol/L 氨水。沉淀溶解，再用 6mol/L HNO$_3$ 溶液酸化，沉淀又将出现，证明溶液中有 Cl$^-$、Br$^-$、I$^-$ 离子。

【实训指导】

1. 取用金属钠一定要擦干净煤油，切出银白色抛面，颗粒不要太大；剩余的金属钠由教师处理。

2. 每一种金属离子的焰色反应前，将铂丝蘸盐酸在酒精灯上灼烧至无色，否则会影响实验效果。

【实训思考】

1. 剩余的金属钠能放回原处吗？

2. 鉴别 Cl$^-$、Br$^-$、I$^-$ 离子时，为什么必须加稀硝酸？

实训九　氧族元素和氮族元素

【实训目的】

1. 掌握过氧化氢的氧化性和还原性，硝酸的氧化性。

2. 掌握 H$_2$O$_2$、SO$_4^{2-}$ 和 NH$_4^+$ 的检验方法。

3. 会进行浓硫酸的特性试验。

4. 养成准确操作、细心观察的实验态度。

【实训用品】

1. 仪器　试管、玻璃棒、酒精灯、试管夹、表面皿。

2. 药品　0.1mol/L KI、30g/L H_2O_2、5g/L 淀粉溶液、1mol/L H_2SO_4、0.01mol/L $KMnO_4$、0.1mol/L $K_2Cr_2O_7$、0.1mol/L Na_2SO_4、0.1mol/L $BaCl_2$、6mol/L HCl、1.0mol/L $BaCl_2$、2.0mol/L HNO_3、0.1mol/L NH_4Cl、2.0mol/L NaOH、乙醚、浓 HNO_3、浓 H_2SO_4、硫粉、锌粉、铜片。

3. 材料　蓝色石蕊试纸、红色石蕊试纸、pH 试纸、白纸。

【实训步骤】

（一）过氧化氢的性质

1. 氧化性　在试管中加入 0.1mol/L KI 溶液约 1mL，加 3～5 滴 1mol/L H_2SO_4 酸化，加入 2～3 滴 30g/L H_2O_2 溶液，观察有何现象？再加入 2 滴淀粉溶液，有何现象？写出有关化学方程式。

2. 还原性　在试管中加入 0.01mol/L $KMnO_4$ 溶液约 1mL，用 1mol/L H_2SO_4 酸化后，逐滴加入 30g/L H_2O_2 溶液，边加边振荡，至溶液颜色消失为止。写出化学方程式。

3. 过氧化氢的检验　在 1 支试管中加入约 2mL 蒸馏水后，加入 0.1mol/L $K_2Cr_2O_7$ 溶液和 1mol/L H_2SO_4 各 1 滴，再加入 1mL 乙醚，最后加入 3～5 滴 30g/L H_2O_2 溶液，振荡后观察乙醚层的颜色变化。并写出化学方程式。

（二）浓硫酸的特性

1. 浓硫酸的脱水性　用玻璃棒蘸取浓 H_2SO_4 在纸上写字，观察字迹变化并解释发生上述现象的原因。

2. 与非金属反应　在 1 支试管中加入浓 H_2SO_4 约 1mL 和少量硫粉，在酒精灯上加热（管口不要对着人），用湿润的蓝色石蕊试纸在管口检验所生成的气体，观察发生的现象。写出化学方程式。

3. 与金属反应　在 1 支试管中加入浓 H_2SO_4 约 1mL 和铜片，在酒精灯上加热（管口不要对着人），用湿润的蓝色石蕊试纸在管口检验所生成的气体，观察发生的现象。片刻后停止加热，待试管冷却后将溶液沿试管壁倒入另一盛有 5mL 水的试管中，观察溶液颜色。写出化学方程式。

（三）SO_4^{2-} 的检验

在一支试管中加入 0.1mol/L Na_2SO_4 溶液 10 滴和 0.1mol/L $BaCl_2$ 溶液 2 滴，放置几分钟，用滴管吸取试管中的上层清液，在沉淀中加入 6mol/L HCl 溶液 10 滴并加热。若沉淀不发生溶解，则说明原待检液含 SO_4^{2-}。写出化学方程式。

（四）硝酸的氧化性

1. 浓 HNO_3 与非金属的反应 取少量硫粉放入试管中，加入 $1mL$ 浓 HNO_3，煮沸片刻（在通风橱中进行）。冷却后取少量溶液，加入 $1.0mol/L$ $BaCl_2$ 溶液，观察现象，写出反应方程式。

2. 稀 HNO_3 与金属反应 试管中放入少量锌粉，加入 $2.0mol/L$ HNO_3 溶液 $1mL$，观察现象（如不反应可微热）。取清液检验是否有 NH_4^+ 生成。写出有关的反应方程式。

（五） NH_4^+ 的检验

将一小块湿润的 pH 试纸粘在一表面皿中央，在另一块表面皿中心加入少量 $0.1mol/L$ NH_4Cl 溶液和 $2.0mol/L$ NaOH 溶液，然后迅速将粘有 pH 试纸的表面皿盖在盛有试液的表面皿上作成"气室"。观察 pH 试纸颜色的变化。写出有关反应方程式。

【实训指导】

1. 使用浓硫酸时注意不要弄到手上或衣服上。

2. 使用滴瓶试剂时，"专管专用"，不允许用其他物品取用试剂，严防试剂污染。

3. 有毒气体产生的实验，应在通风厨中进行。

【实训思考】

在过氧化氢的氧化性和还原性的试验中，都加入了 H_2SO_4，H_2SO_4 在这两个反应里分别起到什么作用？

实训十　碳族元素和硼族元素

【实训目的】

1. 试验碳酸盐的水解作用。

2. 学会硼酸和氢氧化铝的制备，并验证其性质。

3. 掌握碳酸根离子和铅离子的鉴别。

【实训原理】

1. 碳酸是弱酸，可溶性的碳酸盐和酸式盐在水溶液中，都易水解而使溶液呈碱性。

2. 硼酸是一元弱酸，溶解度小，在硼酸盐溶液中加入酸，都可以析出硼酸。例如：$Na_2B_4O_7 + 2HCl + 5H_2O = 2NaCl + 4H_3BO_3$，由于氧化铝不溶于水，所以实验室用铝盐与碱溶液反应来制取氢氧化铝。

$$Al^{3+} + 3NH_3 \cdot H_2O = Al(OH)_3 \downarrow + 3NH_4^+$$

3. 碳酸盐和其酸式盐遇强酸反应，生成二氧化碳和相应的盐。例如：

$$CaCO_3 + 2HCl = CaCl_2 + H_2O + CO_2 \uparrow$$

$$NaHCO_3 + HCl \rightleftharpoons NaCl + H_2O + CO_2 \uparrow$$

4. Pb^{2+} 离子的检验可以用铬酸钾法。在中性或弱碱性溶液中，Pb^{2+} 与铬酸钾反应生成铬酸铅黄色沉淀：$Pb^{2+} + CrO_4^{2-} \rightleftharpoons PbCrO_4 \downarrow$（黄色）

【实训用品】

1. **仪器**　试管、酒精灯、漏斗、烧杯。

2. **试剂**　0.1mol/L Na_2CO_3、$NaHCO_3$、$Al_2(SO_4)_3$、$CuSO_4$、$Pb(NO_3)_2$、K_2CrO_4 溶液；1mol/L HCl、NaOH、$NH_3 \cdot H_2O$ 溶液；浓 H_2SO_4、3mol/L H_2SO_4、石灰水、碳酸钠固体、硼砂晶体、酚酞。

3. **材料**　滤纸、pH 试纸、软木塞（连有玻璃导管）、药匙。

【实训内容及步骤】

（一）碳酸盐的水解作用

1. **碳酸钠和碳酸氢钠的水解**　取 2 支试管，分别加入 0.1mol/L Na_2CO_3、$NaHCO_3$ 溶液各 1mL，均加入 2 滴酚酞，观察现象并解释。

2. **Al^{3+} 与碳酸钠溶液的反应**　试管中加入 0.1mol/L $Al_2(SO_4)_3$、Na_2CO_3 溶液各 1mL，观察现象，再加入 1mol/L HCl 溶液至沉淀溶解。写出反应方程式。

3. **Cu^{2+} 与碳酸钠溶液的反应**　试管中加入 0.1mol/L $CuSO_4$、Na_2CO_3 溶液各 1mL，观察产物的颜色和状态。写出反应方程式。

（二）硼酸的制备和性质

1. **硼酸的制备和溶解性**　取少许硼砂晶体于试管中，加入 2mL 蒸馏水，加热溶解。稍冷后，再加入 1mL 浓硫酸，观察有何变化。将试管在冷水中冷却，观察晶体的析出。比较硼酸在热水和冷水中的溶解度。

2. **硼砂溶液的酸碱性**　试管中加入少许硼砂，加水溶解，用 pH 试纸检验溶液的酸碱性，并加以解释。

（三）氢氧化铝的制备和性质

1. **氢氧化铝的制备**　试管中加入 0.1mol/L $Al_2(SO_4)_3$、1mol/L $NH_3 \cdot H_2O$ 溶液各 2mL，观察现象。写出化学方程式。

2. **氢氧化铝的性质**　将 1 中得到的沉淀分装在 3 支试管中。在第 1 支试管中加入过量的 $NH_3 \cdot H_2O$，在第 2 支试管中加入 1mol/L NaOH 溶液，在第 3 支试管中加入 1mol/L HCl 溶液，各有什么现象。写出相应的反应方程式。

（四）碳酸根离子和铅离子的性质

1. **碳酸根离子的性质**　试管中加少许碳酸钠固体，再加入 3mL 3mol/L H_2SO_4 溶液，立即用连有玻璃管的塞子塞紧，玻璃管的另一端通入盛有澄清石灰水的试管中，然后将试管放在水浴中加热，观察现象。写出反应方程式。

2. 铅离子的性质　试管中加入 0.1mol/L Pb(NO$_3$)$_2$ 试液 4 滴，再滴加 0.1mol/L K$_2$CrO$_4$ 溶液 3 滴，观察现象。写出反应方程式。

【实训指导】

气体通入溶液时，导管应伸入溶液的中下部。这样利于两者接触，充分反应。

【实训思考】

1. 请用两种方法鉴别碳酸钠和碳酸氢钠。

2. 化学方法如何除去水壶内的水垢？

附录一　常用的酸溶液

试剂名称	密度（20℃，g·mL⁻¹）	质量分数（%）	物质的量浓度（mol·L⁻¹）	配制方法
浓盐酸 HCl	1.19	37.23	12	
稀盐酸 HCl	1.10	20.39	6	浓盐酸 500mL 用水稀释至 1000mL
稀盐酸 HCl	1.03	7.15	2	浓盐酸 167mL 用水稀释至 1000mL
浓硝酸 HNO₃	1.40	68	15	
稀硝酸 HNO₃	1.20	32	6	浓硝酸 381mL 用水稀释至 1000mL
浓硫酸 H₂SO₄	1.34	44	6	浓硫酸 334mL 慢慢加到 600mL 水中并不断搅拌，再用水稀释至 1000mL
浓醋酸 HAc	1.05	99	17	
稀醋酸 HAc	1.04	35	6	浓醋酸 353mL 用水稀释至 1000mL
稀醋酸 HAc	1.02	12	2	浓醋酸 118mL 用水稀释至 1000mL

附录二　常用的碱溶液

试剂名称	密度（20℃，g·mL⁻¹）	质量分数（%）	物质的量浓度（mol·L⁻¹）	配制方法
氢氧化钠 NaOH	1.22	20	6	240g NaOH 溶于水中稀释至 1000mL
氢氧化钠 NaOH	1.09	8	2	80g NaOH 溶于水中稀释至 1000mL
氢氧化钾 KOH	1.25	26	6	337g KOH 溶于水中稀释至 1000mL
浓氨水 NH₃·H₂O	0.90	25~27	15	
稀氨水 NH₃·H₂O	0.96	10	6	浓氨水 400mL 加水稀释至 1000mL
氢氧化钙 Ca(OH)₂			0.025	饱和溶液
氢氧化钡 Ba(OH)₂			0.2	饱和溶液

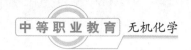

附录三　弱酸、弱碱的电离平衡常数 K_a（K_b）

弱电解质	温度（K）	电离常数 K_a（K_b）	pK_a（pK_b）
H_2CO_3	298	$K_1 = 4.30 \times 10^{-7}$	6.37
	298	$K_2 = 5.61 \times 10^{-11}$	10.25
$H_2C_2O_4$	298	$K_1 = 5.90 \times 10^{-2}$	1.23
	298	$K_2 = 6.40 \times 10^{-5}$	4.19
HCN	298	4.93×10^{-10}	9.31
HF	298	3.53×10^{-4}	3.45
HNO_2	298	4.6×10^{-4}	3.37
H_2O_2	298	2.4×10^{-12}	11.62
H_3PO_4	298	$K_1 = 7.52 \times 10^{-3}$	2.12
	298	$K_2 = 6.23 \times 10^{-8}$	7.21
	298	$K_3 = 2.2 \times 10^{-13}$	12.67
H_2S	291	$K_1 = 9.1 \times 10^{-8}$	7.04
	291	$K_2 = 1.1 \times 10^{-12}$	11.96
H_2SO_3	291	$K_1 = 1.54 \times 10^{-2}$	1.81
	291	$K_2 = 1.02 \times 10^{-7}$	6.91
CH_3COOH	298	1.76×10^{-5}	4.75
$NH_3 \cdot H_2O$	291	1.76×10^{-5}	4.75

附录四　常见配离子的稳定常数 $K_稳$

配离子	$K_稳$	$pK_稳$
$[Ag(CN)_2]^-$	1.3×10^{21}	21.11
$[Ag(NH_3)_2]^+$	1.1×10^7	7.04
$[Ag(NH_3)_2]^+$	1.1×10^7	7.04
$[Ag(SCN)_2]^-$	3.7×10^7	7.57
$[Co(NH_3)_6]^{2+}$	1.3×10^5	5.11
$[Co(NH_3)_6]^{3+}$	2.0×10^{35}	35.30
$[Cu(NH_3)_4]^{2+}$	2.1×10^{13}	13.32

配离子	$K_{稳}$	$pK_{稳}$
$[Fe(CN)_6]^{4-}$	1.0×10^{35}	35.0
$[Fe(CN)_6]^{3-}$	1.0×10^{42}	42.0
$[HgI_4]^{2-}$	6.8×10^{29}	29.83
$[Ni(CN)_4]^{2-}$	2.0×10^{31}	31.30
$[Ni(NH_3)_6]^{2+}$	5.5×10^{8}	8.74
$[Zn(CN)_4]^{2-}$	5.0×10^{16}	16.70
$[Zn(NH_3)_4]^{2+}$	2.9×10^{9}	9.46